名老中医李桂贤

脾胃病临证治验荟萃

李桂贤 陈国忠 主编

广西科学技术出版社

图书在版编目（CIP）数据

名老中医李桂贤脾胃病临证治验荟萃 / 李桂贤，陈国忠
主编. —南宁：广西科学技术出版社，2020.10（2024.4重印）
ISBN 978-7-5551-1446-8

Ⅰ.①名… Ⅱ.①李… ②陈… Ⅲ.①脾胃病—中医临床—
经验—中国—现代 Ⅳ.①R256.3

中国版本图书馆CIP数据核字（2020）第197708号

名老中医李桂贤脾胃病临证治验荟萃

李桂贤　陈国忠　主编

责任编辑：黎志海　张　珂		封面设计：韦娇林	
责任印制：韦文印		责任校对：夏晓雯	

出　版　人：卢培钊
出版发行：广西科学技术出版社　　　　地　　址：广西南宁市东葛路66号
邮政编码：530023　　　　　　　　　　网　　址：http://www.gxkjs.com

经　　销：全国各地新华书店
印　　刷：北京兰星球彩色印刷有限公司

开　　本：787 mm × 1092 mm　1/16
字　　数：110千字　　　　　　　　　　印　　张：6.75
版　　次：2020年10月第1版　　　　　　印　　次：2024年4月第2次印刷
书　　号：ISBN 978-7-5551-1446-8
定　　价：78.00元

编委会

内容提要

　　李桂贤是第五批全国老中医药专家学术经验继承工作指导老师，擅长治疗脾胃常见病、多发病和其他疑难杂病，临床经验丰富。全书通过李桂贤的医家小传、学术思想特点、专病论治及医案等四部分内容，较系统、翔实地反映李老长期从事中医治疗脾胃病及其他疑难杂病的辨证思想、用药经验、配伍技巧和临证经验。

　　本书素材均来源于临床实践，既有诊病思路、组方配药，又有临证医案总结、跟师医案及李桂贤点评，贴切临床，便于读者领悟辨病诊疗过程和用药特点，可供从事中医的专科医师及爱好中医的广大读者阅读。

傳承岐黃薪火弘揚國醫精龍

李桂賢書授著心

大咸乙亥夏雲武平

序 一

医可济世，药能回春。

八桂中医药源远流长，群贤辈出，历来名医众多，如刘六桥、韦来庠、梁申、林沛湘、班秀文等一批医家大师，他们治病救人，妙手回春，临证治病之余不忘躬耕教坛，无私地将自己的宝贵经验传授他人，为广西中医药、民族医药的传承做出了突出贡献。近年来，相继涌现出一大批名老中医，李桂贤便是其中杰出代表之一。

李桂贤是广西中医药大学第一附属医院脾胃病学科带头人、科室主任，她四十多年的医学生涯，对中医药治疗脾胃病证始终如一，矢志不渝，为医院学科建设发展和学术进步做出了突出贡献。桂贤之学，着重于脾胃枢机制气化，气机升降出入，在临床实践中，创立"以和为纲"的中医学术体系，治病以"调气和中"为宗，临证用药多选用轻清流动、芳香平和之品，取其升清透达、怡悦情志、沁醒心神之功效，以调畅五脏气机。古人言"用药如用兵"，李桂贤选药，看似平常无奇、平和中正，却能在疑难杂病实践中取得良效。此亦得益于其品德心性，故余谓"用药亦如为人"，其为人谦正平和，有长者风，具儒医风范，与之相处如沐春风。在她四十多年的临证中，治愈了大量患者，造福了无数家庭。

今欣闻李桂贤门人弟子整理编著《名老中医李桂贤脾胃病临证治验荟萃》，余得先睹为快，纵观书稿，收罗广博，取舍严谨，涵盖了李桂贤治疗脾胃病、疑难杂症的典型验案与学术见地，实为不可多得的临证经验佳作，故乐而为之序。愿我后学，能参阅此书，潜心钻研，步入大医之途，则幸矣。

韦贵康

序　二

　　中医学术博大精深，历代文献，浩如烟海，若论诊疗经验的载体，有医论、医案、医话等。全国著名中医专家刘渡舟曾说："治病之法虽多，而良方效法难求。名医救人，一方一法重于千金，非同小可，蕴藏着诸多医家心血结晶与千锤百炼之功夫。"医论医话凝聚着医家治病处方的经验，体现医家临证的宝贵学术思想，是中医后学治病救人的重要参考资料。

　　余与李桂贤教授相识三十余载，深知其学术思想上溯《黄帝内经》《伤寒论》等，而下探丹溪、元御之流，治病立法以调气、滋阴见长；其诊病处方上宗《伤寒论》，下参《局方发挥》，其治病用药因时、因人、因地制宜，并结合岭南湿热气候特点，善用轻清宣散、芳香化湿之药，以疏调气机，使之平和。李桂贤治脾胃病，参气机升降出入制调气和中汤、柴芍六君汤以疏肝健脾、调达气机；治肝胆病，应初春生发之气，考肝胆疏泄、清净之性，而行疏肝利胆之法以畅达气机；治积聚癥瘕，尊《黄帝内经》"衰其大半而止"之旨而化瘀消癥、祛邪存正；治痢疾，察气血、湿热，究虚实之异，制清肠止澼汤，或调气和血，或化湿清热，或祛邪扶正，曲尽其应；治慢性咳喘，则用五行生化之理，常以培土生金之法止咳平喘，多有速效。时人叹喟，李桂贤诊病施治，多有奇效，如调气和汤一方多治，异病同治，于疑难病中出神入化，实非虚言。李教授运用调气和中汤化裁治疗一身患白血病男孩，数服药进，患者不适症状得到改善，坚持服药3年，白血病竟得痊愈，后听闻当初"不治之症"的男孩至今身体康健，求学毕业后成家立业，不禁讶为奇事，乐感钦佩。

　　李桂贤不但医术精湛，而且素怀悲悯之心，临证治病四十多年，活人者众，回春者多。其为人虚怀若谷，对各家学术兼收并蓄，具格物致知的治学精神，临证验案必是亲身实践所录，临证经验必是亲身实践所得；其学术朴实至简，亦至臻化境，垂方立法以调气和中为纲，且善滋阴，运用于疑难杂症，常有桴鼓之效。适其门人弟子将李桂贤教授数十年之经验心得编撰成书，刊以行世，嘱一言以为重，余以为此书发皇古义、探微索隐、发挥精义，不禁欣然快哉。希望年轻学者认真学习，精心钻研，学习名老中医之宝贵经验，传承创新，使中医药学术不断发扬光大，续写新篇。

书濒脱稿，即将付梓，余已再三拜读，遂知此书乃其半生学术之荟萃，乐观厥成，爰为之序。

前 言

　　《名老中医李桂贤脾胃病临证治验荟萃》一书，是全国名老中医药专家李桂贤传承工作室全体工作人员对其医德仁术、独到学术思想和丰富临床经验的总结和汇报。

　　八桂大地，山灵水秀，人杰地灵，名医佳士，代有辈出。李桂贤是广西中医药大学教授、主任医师、博士生导师、第五批全国老中医药专家学士经验继承指导老师，还是世界中医药学会保卫部专业委员会理事、中华中医药学会脾胃病分会委员、广西中医药学会脾胃病专业委员会理事、广西中西医结合学会消化疾病分会副主任委员。

　　李桂贤为学，首重经典，钻研灵素之学，并潜心元御、丹溪之论，对气机学说及滋阴学派体会尤深，奠定了其深厚的理论基础，近年来更是提出"阴虚怕冷"证治，在继承古人的学术经验基础上又有自己的独到见解。她秉性谦和，毫无骄姿，深谙瑞嘉思想精髓，医儒相通，勤于实践，善于总结，首倡"调气和中"之法，用药平和中正，不偏不倚，堪称一代儒医之典范。此外，李桂贤治学，勤勉求真，不尚空谈，但求务实，注重疗效，知行合一。

　　李桂贤为医，以诚为本，实事求是，精益求精，怀普及苍生之心，行造福桑梓之事，行医为人民服务。处方用药，详审病机，辨证准确，方因证治，切中肯綮，药精力专，随症加减，病证相合以辨，善用经方、时方、验方治内外伤疑难杂症，尤以论治脾胃病经验丰富。她认为中医学为哲理医学，讲究天人合一，重视人与自然的协调统一，形成了"阴平阳秘，精神乃治"的生理观；遵循"治病求本，本于阴阳"的思想，强调"气调中和，万化和安"的治疗观。在临床诊治中，擅长运用"调气和中"之法，重视疏调人身气机，使之升降出入无所滞碍；又重视培育后天之本——脾胃，协调肝脾、肝胃气血，使之平和中正。

　　李桂贤为师，非常重视中医学术弦歌不辍，薪火相传。数十年来，她言传身教，无论其著书立说，还是临证讲授，所思所悟，均毫无保留地传授给自己的学生。如今李桂贤培养的众多弟子，均得其学术真传，并在各自的专业上有所建树。

我们编撰本书，将李桂贤的学术思想和临床经验整理归纳，阐发各个病系证治的理法方药、典型案例、用药特点等。书中所述医案，治必效验，不仅具有很强的临床实用性，还不乏创新；书中所论学术观点，旁征博引、深入浅出，结合临床典型案例分析经典条文的内涵，将李桂贤的体会和独到见解传授给中青年医师、教师、科研工作者，从而惠及广大民众。

最后，衷心感谢国医大师韦贵康教授和广西中医药大学教授罗伟生为本书作序，感谢书法家党武平老师为本书题字，以及广西科学技术出版社编辑对本书构架提出诸多指导性建议。

李桂贤传承工作室

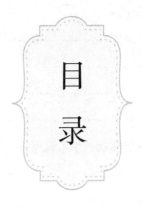

目 录

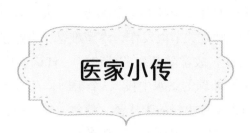

医家小传

李桂贤，女，汉族，广西中医药大学教授、主任医师、第五批全国老中医药专家学术经验继承指导老师，2016年国家中医药管理局确定为全国名老中医药专家传承工作室领衔专家，首届广西名中医、广西优秀中医药人才指导老师，从事中医内科临床、教学、科研工作40多年，对中医脾胃病证及肝胆疾病的研究有甚深造诣，创立"以和为纲"的中医学术体系，治病以"调气和中"为法，运用临床疗效显著。在病患眼里，李桂贤是一位德高望重的医家大师，因其处方疗疾往往不过三方而已，治病处方不过三剂起效，治病换方不过三方而收功，故有"李三方"之美誉。

（一）天地亲师　循循善诱

李桂贤于1956年11月出生在广西容县的一个山村，自幼家境贫寒，为家中长女，尚有弟妹需养育，上学时由于家庭经济困难面临辍学的考验，幸其父虽为农民，但是见识不同一般，其子或男或女，皆普同一等，遂鼓励其完成学业，望能走出大山。李桂贤不负厚望，敏而好学，克服上学山路险阻重重、山岚瘴气、毒蛇野兽以及其他种种困难，终于在1975年抓住机会保送广西中医学院（现广西中医药大学），开始步入中医的殿堂。李桂贤在校期间继续克服重重困难，废寝忘食，精研中医经典，旁及诸家；实习期间被分配至桂平县医院实习，得遇恩师杨福舜老先生，常跟随恩师出诊，体悟医道，提高医术。当时，桂平西山佛寺掌门龙师太与杨老先生深交，两人时常品茶论道。师太患有类风湿性关节炎，每逢师太关节炎发作，疼痛难忍，常邀杨老先生会诊，李桂贤为杨老先生得意门徒，故常随其左右侍诊。一日诊病毕，师太亲自待茶，只见师太于杯里已圆润如珠的茶水中投入3个银圆，茶水虽满出茶杯但欲溢而未溢，技惊四座。师太看着年轻的李桂贤，莞尔一笑，道："投币于满杯的茶中而茶不溢是技是术，但要做到这个术，要求有清净之心，这个是道。"杨老先生解释道："术的体现与升华需要道的涵养，正如你所见师太的待茶之术与其静修清净之心密切相关，故而要想使自己的医术有所提升，必不可或缺仁德仁心。"就这样，一颗仁道之心深深地扎根在年轻的李桂贤心中，使她明白了"医道仁心"的道理。

20世纪80年代初期，李桂贤痛失一直鼓励她学习的父亲，她深深明白若没有父亲当初一如既往的支持与肯定，就没有如今这个从农村踏进高等中医学府殿堂的女娃子。李桂贤秉承父亲遗愿，虽刚成年，却有卓尔不凡之志，随后数年，醉心于中医药，精究方术，遍访名师，博采众长，并有幸得中国第一批全国名老中医、岭南"草药王"梁申老先生垂青，跟随梁老先生学习。梁申善用广西本草，授术于她，如李桂贤治疗疫毒肝者，常于辨证处方中加一味解毒草，此草能解疫毒（乙肝病毒），捣烂外敷抑或煎汤内服，可解百毒；枫荷桂兼具枫桂和荷叶的形态，形气相彰，一举两得，不仅具有枫桂舒筋活络、活血化瘀之功，而且功同荷叶降暑下火，用之风湿痹阻，颇有效验；又如木蝴蝶、素馨花清疏和润、表里通调且善疏肝气和调胃络，乃肝脾失调证治之良药。李桂贤也常跟随朱恒端老先生上山采药，朱老先生言及如在偏远山区、缺医少药的农村或外出郊游时遇到突发疾病，身上没有备用药，应熟悉周边花草的形色功用，利用好周边的草药，并传授李桂贤识药歌诀："方梗中空能祛风，对枝对叶能调红，叶边有刺皆消肿，叶中有浆拔毒功。"大意为草木中间见空心的可治疗风湿骨痛，叶与枝均为对生的可外用止血，叶边有毛有刺的可治疗肌肉红肿疼痛等，叶子、根茎一搓即有黏滑浆液的可治疗无名肿毒或蛇、蝎、蜂、蜈蚣咬伤等。

（二）克矜己德　仁心仁术

20世纪80年代，初为医者的李桂贤便开始在广西中医学院第一附属医院门诊坐诊。李桂贤禀存救济之心，无论贵贱贫富、远近亲疏皆一视同仁，但有病患求治，不问昼夜寒暑，一心赴救。有段时间，李桂贤不小心崴伤了脚，伤处肿胀疼痛明显，不得不在家休息，那两天，她家里请求出诊的电话从没间断过，一些患者甚至说要到她家去，把她抬来医院，"只要李主任肯给我们看病，要我们做什么都可以"。最后，她只休息了两天，就不得不在家人的护送下一瘸一拐地上班了。家人劝她多休息几天，她说："有的患者是从外地来的，来一趟很不容易，再说，跟他们的病痛相比，我这点伤算不了什么。"

李桂贤曾笑言："当了这么多年医生，我除了学会看病，还学会了另一门本事，那就是憋。"由于患者太多，李桂贤每次出诊一坐就是四五个小时，"吃也好，喝也好，都需要上洗手间，耽误时间"，李桂贤这样说。为了节省时间多给患者看病，她常常是头也不抬地一个接一个地看病，直到最后一个患者离开。

有一次，李桂贤中学时期的一位老师从容县老家来到医院挂了她的号后排队候诊。李桂贤早上8点就开始给患者"望闻问切"、开药方，压根就不知道多年不见的老师此时就站在窗口看着自己。一个多小时后，当老师笑眯眯地坐在她跟前说已候诊多时，她才惊喜万分，拉住老师的手连说对不起。看完病后，她让老师坐在候诊室里等她下班后叙叙旧，到送走最后一个患者时已过中午1点。老师已悄悄走了，让护士给她留了一张便条：看到你对工作如此尽责，我很欣慰……

李桂贤多次获得广西中医药大学"十佳医师""医德标兵"称号。2007年被广西媒体报道为"感动邕城百姓好医生"。

（三）至于爱命　人畜一也

李桂贤治病或内或外，或妇或儿，总以调运脾胃为旨。20世纪90年代，李桂贤曾医治一个身患白血病的9岁孩童。他原于上海市某大医院治疗，当时医院已下结论为"不治之症"，通过放化疗或许能维持几年生命，其父母伤心至极，但不肯放弃。经人介绍遂慕名求诊，李桂贤通过望舌按脉后初步判断：非不治之症，中医药尚有回转之机。李桂贤提出"怪病疑难从中治"，认为只要中土健运，万物则生化不竭，生命亦生生不息。遂予经验方调气和中散加减，服药20剂后，患儿因化疗脱落头发的头顶长出了新的黑发。因患儿仍继续在上海住院接受西医治疗，故对院内西医专家隐瞒其中药治疗情况，后查指标，各项均已恢复正常，当时主治医师大为惊叹，一再追问下家属才告知医生患儿在接受中药治疗。而后断续服药3年，患者诸症消失，精神状况良好，身康体健。其一家心怀感恩，治病疗疾恩同再造，遂让患儿拜李桂贤为义母，至今常有联系，甚似亲人。患儿大学毕业后于2018年与未婚妻缔结良缘。

20世纪90年代，南宁市动物园从非洲空运来一大批动物，有老虎、斑马等国家保护动物。由于水土不服，一时间这一大批动物开始上吐下泻，动物园兽医施治给药后效果不明显，遂邀广西医科大学附属医院的西医专家诊治，亦无疗效，这让动物园的工作人员一筹莫展。机缘巧合下他们选择了中医，请到了中医脾胃专家李桂贤。李桂贤亲赴动物园诊病，运用望诊，观察了动物们的神色形态及舌象，辨证施治，一畜一方，采用中药夹杂动物口粮一并送服，在服中药的第二天，生病的动物就有了好转。是一位女医师而且是一位中医师治好动物们的病，这一消息在动物园及广西医学界轰动一时。从那以后，动物园里一有生病的动物都是找李桂贤诊治，动物为园里的动物专门在广西中医学院一附院办理了就诊卡号，实实在在地成了李桂贤的中医铁粉，李桂贤曾笑言自己还是动物界守护者。

（四）医法如人　始终如一

李桂贤治病以"调气和中"为法，调气和中法在于调其脏腑气机升降，而以脾胃为本，气机调畅则脾胃安和，脾胃安和谓之中正，中正则不偏不倚是为平人，平人者不病也。《中庸》曰："致中和，天地位焉，万物育焉。"只要达到"调气和中"的境界，阴阳便各安其位，万物自然生长化收藏，这是一种中庸的思想。调气和中法重视调和后天之本，顺应五脏六腑气机之性，达到阴阳相和的生理状态，恢复机体的自愈功能，这与仲景先师的"阴阳自和，病必自愈"的思想一脉相承。

李桂贤治疗多为内科疑难症，患者遍布全国各地及东南亚地区，其中有经其他医生诊治无效而慕名来者，其病情复杂多变，李桂贤处方选药多是清轻平和之品，但有桴鼓之效。正如东垣先生所言"善治者，唯在调和脾胃而已",李桂贤取其意而不泥其迹,认为"当今居世,事多繁杂,变生郁证者,十居八九,此多波及肝木,木郁乘土,遂成一派肝郁脾虚、肝胃失和之证",故治病立法,以和为纲,善调气机,协调肝脾胃气血,使脾升胃降,气血和润。经云"心者,五脏六腑之大主,主明则下安",李桂贤认为临证选用轻清流动、芳香平和之品,取其升清透达,怡悦情志,沁醒心神,大有调畅五脏气机之功。古人谓:用药如用兵。师之选药,平常无奇,平和中正,却能于疑难病中出入无碍,亦得益于其品德心性,"用药亦如为人",谦谦平和,儒医者也。

在治病中,李桂贤强调整体,突出局部,衷中参西,优势互补,注重辨证与辨病相结合,重视气机升降理论的临床应用,调和肝脾气血,继承和发扬传统学术思想;在临床实践中,抓住气机升降失常为内伤病变的主要关键,三因制宜,调其脏腑气机顺逆,灵活采用升清降浊之法治疗脾胃病、肠道病证及肝胆疾病疗效卓越,赢得美国、英国、新加坡、越南等国家以及港澳台地区众多患者的高度赞誉,为振兴广西医药卫生事业做出了贡献。

(五)桃李不言　下自成蹊

李桂贤于1978年6月毕业于广西中医学院,由于在校期间成绩优异,遂留校任教中医内科学。当年学校和附属医院的教学任务与临床工作分论而作,李桂贤认为没有临床的基础教不出好的学生,故而在自己教学工作的空余时间主动请缨去第一附属医院承担临床工作,即使没有报酬,李桂贤也一直坚持下来,支撑她的是始终如一的责任,能把书教好、把学生培养好就是她的责任!李桂贤从不脱离临床,八桂大地,从学校附院到地方医院,从城市到农村,都留下了她从医从教的足迹。20世纪90年代初,李桂贤多次带教非中医类别医师中医药知识和技能系统培训班(简称"西学中"班),既到外地学习,又结合自身临证经验,将中医辨证论治、整体观念传输给学生。李桂贤临床教学,四十年如一日,但禀赤诚之心,拳拳在念,培育人才,多次荣获广西中医药大学"优秀教师""师德标兵"等称号,至今已培养师承博士研究生1名、硕士研究生40多名,传承师带徒近20名,把自己积累的经验和心得毫无保留地传授给学生。如今桃李丰硕,其门庭内有陈国忠教授,为第三批广西名中医、广西中医药大学第一附属医院脾胃病科一区主任;林才志教授为国家中医药管理局科普巡讲专家；还有彭卓嵛主任医师，唐梅文、郑超伟、梁尧博士，赵一娜、林惠、王伟、李敏、李洁、苏攀、罗小云、李哮天、张天彬等一大批中医基础扎实、临床功底深厚的中医师。

（六）学术思想 传诸后人

李桂贤曾任广西中医药大学第一附属医院脾胃病学科带头人，科室主任，广西中医药大学硕士研究生导师，中医学（桂派杏林师承班）指导老师，世界中医药学会脾胃病专业委员会理事，中华中医药学会脾胃病分会委员，广西中医药学会脾胃病专业委员会副主任委员，广西中西医结合学会消化疾病分会副主任委员，《广西中医药大学学报》编委。曾先后获得广西科技进步奖二等奖、广西卫生适宜技术推广奖一等奖及三等奖、广西优秀教学成果三等奖等奖励。李桂贤密切关注学科发展动向，具有较强的科研能力。近五年先后主持及参与国家自然科学基金课题3项，省部级课题6项，厅局级课题16项。撰写学术论文50多篇，编写教材、著作6部：《功能性胃肠病的防治与调养100问》《壮医内科学》《实用中西医内科丛书—消化内科分册》《熏洗疗法》《名老中医李桂贤脾胃病临证治验荟萃》《名老中医李桂贤医案医话辑要》等。

李桂贤生性慈善，即使诊病已经延迟到了下午一两点，即使还来不及吃午餐，也常给外地远道而来未预约的患者加号加班，对于外地没钱诊治的患者也是慷慨解囊抑或免其诊费；李桂贤胸怀坦荡，在学术上一丝不苟，主张学术争鸣，但决不跟风盲从，对于与自身学术观点相左的专家学者亦保持和而不同；李桂贤生活朴素，淡泊名利，以其学识和为人，广泛受到学生的爱戴、患者的称道、同事和领导的尊重。

2016年底，李桂贤参加第六届广西中医脾胃病学术年会暨李桂贤全国名老中医学术经验传承交流会，会上李桂贤毫无保留地分享了40多年的临床经验；2018年在"健康丝绸之路"建设暨第二届中国–东盟卫生合作论坛上，李桂贤受邀作为全国名老中医在会上向来自世界各国的国际友人展示中医药魅力并以其精湛的医术给外国领导人把脉诊病；在2018年中国首个医师节上，广西中医药大学第一附属医院授予李桂贤名老中医传承工作突出贡献奖。李桂贤虽已到退休年龄，但仍坚持在广西中医药大学第一附属医院八桂名医馆坐诊，每年门诊量上万人次，在救治疑难、重大疾病中不断创新、锐意进取，挽救了一个个垂危的生命，在临证带教中诲人不倦，她既是中国传统医学的传承者又是创新者，将一生所学传诸后人！

学术思想渊源

一、李桂贤教授学术思想临床经验形成过程

（一）励志学医　刻苦求学

李桂贤教授出生并长大于广西容县农村，年少时即有感于当时农村广大老百姓缺医少药的困境，遂以"不为良相，当为良医"为己任，立志学医救贫病之痛而有益于社会。李桂贤教授1978年于广西中医学院医疗系中医专业以优异成绩毕业并留校工作。为进一步学习深造，她于1986年9月到成都中医学院全国中医内科助教进修班学习1年，学习了硕士研究生的主要课程，经考试获国家教委颁发的结业证书，获得硕士学历。

（二）勤求古训　推陈出新

中医学术博大精深，中医古籍浩如烟海，许多宝贵的学术精华保存在中医古籍里，为提高临床疗效，李桂贤教授诊暇教余，手不释卷、专心致志地研究古医书，对《黄帝内经》《本草纲目》《伤寒论》《金匮要略》等经典及后世各家医籍无所不及，从中获得丰富的启发和临床经验。在继承历代医家学术思想、学术经验和临床实践的基础上逐渐形成自己的学术体系，在形成自己的学术思想过程中，受《黄帝内经》、朱丹溪和黄元御的学术理论影响最深，尤

其是黄元御的许多学术观点被李桂贤教授推崇。李桂贤教授在继承历代医家气机升降理论基础上特别重视调和肝脾，认为调和肝脾是实现气机正常升降的重要条件之一，而升清降浊、调理气机升降也有助于调和肝脾，实现肝脾调和，木疏土运。

（三）治病救人　临床实践

李桂贤教授在临床中善待患者，急患者之所急，想患者之所想，得到患者的高度赞扬和同行的肯定。其临证重视疏肝健脾，理气和血，调理气机的升降，治疗脾胃病效果卓著，深受患者的欢迎，就诊患者遍及海内外。

二、对气机升降理论的阐发

人体脏腑、经络、气血不断升降出入运动，一刻不停，其中脾胃的升降运动是整个人体升降出入运动的"枢纽"。

（一）脾胃升降　气之枢纽

人与天地一体，都禀气而生，人与天地一样，其气一刻不停地运动变化，其运动变化的表现形式就是升降出入，在运动变化中维持着动态平衡。在全身气机出入升降运动中，脾胃的升清降浊运动是其中的枢纽。脾脏与胃腑阴阳相济，互为表里；脾胃五行皆属土，胃土恶燥喜润，脾土恶湿喜燥，燥湿交济；脾功能主运化水谷，为气血生化之源，有统血之能，亦主肌肉、四肢；胃主受纳和腐熟水谷，为水谷之海。可见只有脾胃相辅相成，升降相因，才能共同完成消化、吸收水谷与运输气血精华。脾升胃降，气机调达，气血充盛，先天得以充盛，后天得以濡养，因此称脾胃为"后天之本"。另外，人体各脏腑气机的升降如心火下降，肾水上升，肝主升发，肺主肃降，肺主呼气，肾主纳气等，均需要脾胃升降的配合、居中协调斡旋。脾和胃升降相因，相辅相成，对立中又统一，在升降中求得协调，维持着精微物质的运化与敷布及全身气机的升降运动平衡，是整个人体气机升降出入的枢纽。

（二）木疏土运　木土宜和

肝主疏泄，主升发喜调达，恶抑郁。疏泄的实质是对气机的疏通、畅达、升发，表现在调畅情志、促进脾胃升降、促进胆汁分泌排泄和促进血液运行等方面，其中胆汁的分泌排泄和调畅情志都与脾胃的消化、吸收、代谢功能密切相关，脾胃的升降更是脏腑气机升降的中心环节。因此，整个脏腑气机升降有序又有赖于肝木的疏泄。另一方面，肝主藏血，体阴而用阳，肝主疏泄功能的发挥也有赖于脾胃运化水谷精微滋养。可见，肝脾关系是人体最重要的关系之一。肝属木，脾属土，木土宜和，木疏土运，动静相宜，统藏共济，则全身气血安和，气机畅达有序。李桂贤十分重视肝气舒达对脾胃功能正常发挥的影响，肝主升发，主情志，全身气机的畅达有序都有赖于肝主疏泄功能的正常发挥，肝失疏泄必然会影响患者的情绪，反之，患者情志抑郁，精神低落也会影响肝的疏泄，导致肝气郁结，全身气机不畅。现代社会生活节奏快，就业和工作竞争激烈，对社会、家庭、工作、婚恋等观念产生明显变化，人们普遍难以适应，不同程度的焦虑、抑郁比较常见，因此李桂贤在临床中很注重疏肝解郁的运用。肝胆为表里关系，肝气不舒也会影响胆的疏泄，"凡十一藏，取决于胆也"，食物的消化有赖于胆分泌胆汁的参与，如果肝气不畅影响胆的疏泄，胆汁分泌不足，食物消化不充分，必然影响脾的升清和胃的降浊功能。"胆者，中正之官，决断出焉"，现代社会交通、资讯发达，各方信息众多，观念纷繁多变，人们面对社会、家庭、工作、婚恋等各种抉择时难以决断，这也易影响胆的疏泄功能。

（三）升降相因　调理脾胃

脏腑气机的升降是相辅相成的，升有时会有助于降，降有时会有助于升。因此，在调节脾胃时要注意疏肝柔肝，并根据脏腑气机升降规律和药物升降浮沉之性，或因势利导，或反向调整，或以升促降，或以降促升，使脏腑气机和调畅达。例如临床上由于大肠湿热壅滞导致痢疾时可以选用葛根升发清阳，同时用大黄通腑降浊；治疗痰气郁结导致的梅核气时，应用轻清升散的木蝴蝶利咽，配合降痰舒气的厚朴；应用苏梗升清，配合牛膝引血下行降浊……此外还有升阳散火、交通心肾、补南泻北等。其目的都在于使脏腑气机降中有升，升中有降，以降促升，以升促降，使升降协调，恢复脏腑正常生理功能，促使人体恢复健康。

（四）肝脾和谐　升降协调

肝属木，脾属土，木土宜和，如肝失疏泄，也会影响脾胃运化、升清降浊功能。肝如疏泄不及，则会气机壅塞，脾气不升，脾失健运，水谷不消，可见胸胁胀满、情志抑郁、纳差食少、腹胀便溏，肝气犯胃，胃失和降，浊阴上逆可见恶心呕吐、嗳气吞酸等症；肝如疏泄太过，也会干扰脾气升降，出现"清气在下，则生飧泄"，症见腹痛泄泻，泻而痛不减，肠鸣矢气等，可见肝脾和谐是气机升降正常的重要条件之一；肝主疏泄，疏泄的实质是对气机的疏通、畅达、升发、和降的调节，只有恢复脾胃运化、升清降浊的功能，肝气才能调畅，肝脾才能和谐，可见健运脾胃、调理气机升降也有助于调和肝脾。

（五）脾胃失调　百病由生

人体致病之因如六淫、饮食、情志、劳逸等均能造成气机紊乱，使脏腑功能失常，脏腑偏盛偏衰。脾主升清，胃主降浊，脾胃中气如车轮之轴，而心肝肺肾等四维如轮，如果脾胃失其升降之能，全身气机必然紊乱，失其出入升降之常，诸病丛生，如脾失升清，水谷不化，易出现腹胀脘闷、疲乏无力、肌肉瘦削、大便溏泄等症；胃气不降，浊气失降，则可见噎膈饱胀、嗳气嘈杂、便秘下痢等症。不仅如此，如脾胃运纳升降失常，心肺肝肾等其他脏腑慢慢也会受到影响，出现脏腑功能失常、脏腑偏盛偏衰的变化。现代社会由于社会生产力的快速发展，食物品种丰富数量繁多，偏嗜肥甘厚味、辛辣刺激食物的人明显增多，再加上冰箱在家庭、餐饮业的应用，生冷瓜果、饮料极为普遍，因此，内伤饮食、脾胃受损的患者明显增多，脾胃失调，百病由生。李桂贤的学术思想偏重调理脾胃，也正是基于这样的社会背景。

（六）治病养生　不离脾胃

土长养万物，为后天之本，脾胃同为土，为人体后天之本，水谷精微的化生，清阳的输布，脏腑位置的维系，无不依赖于脾胃的升清降浊、纳运协调。因此，在临床上应根据具体情况或升清、或降浊，或升清、降浊同调，或疏肝健脾以和谐为期。脾胃病逐渐影响到其他脏腑时，治疗可以以治疗脾胃为主，调其升降；当其他脏腑的疾病影响到脾胃时，也应当重视调理脾胃，调其升降；不但治病要重视脾胃，养生也要重视调理脾胃，饮食生冷、饥饱不时等均会损伤脾胃，均宜戒之。

11

三、运用"调气和中法"治疗脾胃病的学术思想

脾胃病是临床常见病，也是中医临床具有治疗优势的一类疾病。脾为太阴湿土之脏，喜燥恶湿，得阳温煦始能运化健旺；胃为阳明燥土之腑，喜润恶燥，得阴濡润始能腐熟通降。故有脾阳易虚，胃阴易亏之说，依据脾胃的生理和病机变化的特点，中医将胃痛、痞满、腹痛、呕吐、呃逆、噎膈、泄泻、痢疾、便秘等归属为脾胃病。李桂贤治脾胃病，以调气和中为法，升降其气机，和调其气血，效如桴鼓。

（一）脾胃病因病机阐述

1.气机失调，升降失序

李桂贤认为，外感六淫、七情内伤、饮食不节、劳逸失度均可损脾伤胃，导致脾升胃降的功能失调而引起脾胃病。《素问·举痛论》曰"寒邪客于肠胃，厥逆上出，故痛而呕"，《素问·至真要大论》言"寒厥入胃，则内生心痛"，又如风邪犯脾胃，"胃风之状，颈多汗恶风，食饮不下，鬲塞不通，腹善满"，经又言"湿淫所胜……民病饮积心痛"，胃痛因其病变位于中脘及心口之下，故胃痛在古代文献中也常称为"心痛"。因寒性收引，易阻气机，气滞不通，不通则痛，若中阳素虚，更易外感寒邪而发病；中土主长夏，天暑下逼，地湿上蒸，湿热氤氲，湿邪重浊黏腻，又脾恶湿，外湿犯脾，脾受湿困，清阳不升，而浊气不降，升降失序，则见困倦疲乏、胃胀满闷、大便溏烂；风为百病之长，善行数变，易夹燥夹湿夹热，风胜则干，故而胃失和润，风湿热困则脾失升清，则头颈汗多、胃纳不佳、脘腹胀满。综上论言，可知外感六淫易阻脾胃气机，终致脾失升清胃失和降，成一派气机失调之象。李桂贤有言："外感六淫均为客邪，其一客者不可久留，其二天布五行以运万类，而六淫居之，善行数变。故在病之初起，往往因六淫而表现出一派寒湿、湿热、暑湿、风湿、风燥等证型的脾胃病，不可单纯见标治标，旨在恢复于气机升降，方能万全。"

《杂病源流犀烛·胃病源流》言："胃痛，邪干胃脘病……唯肝气相乘为甚，以木性暴，且正克也。"由此可知，忧思恼怒，思则气结，怒则气逆，伤肝损脾，肝失疏泄，横逆犯胃，脾失健运，胃气阻滞，升降失序，此情志所伤而发本病。《素问·五藏别论篇》曰："水谷入口，胃实而肠虚，食下则肠

实而胃虚。"又云："饮食自倍，肠胃乃伤。"如长期过食或饮酒无节，损伤胃体；饮食过度，胃肠盈实；或饥饱无常，损伤脾胃，均可致气机阻滞，发为脾胃病。《难经·四十九难》道："饮食劳倦则伤脾。"《脾胃论》又言："形体劳役则脾病，惟当以辛甘温之剂，补其中而升其阳。"李桂贤道："此疲劳伤脾。以'疲'通'脾'也。辛甘之剂，过于燥烈，不宜用之，唯以清轻平和之剂，调气和中，疏其肝气，和其脾络。"脾胃病者，虽有因外感六淫、情志内伤、饮食不节、劳逸失度，然以上病因，皆关于气，盖六淫邪气客留则气凝，情志内伤则气结，饮食不节食积内伤则气滞，疲劳倦怠则气耗，由此治脾胃病，须察其机，无不由气机失调、升降失序，皆当调气为法。

2.气血失和，怫郁诸病

脾胃为后天之本，五脏六腑之海，气血生化之源，以奉生气血而周于性命，历代医家对培育这个后天中土尤为重视。明代孙一奎在《赤水玄珠全集》中有曰："夫血者，水谷之精气也……补脾和胃，血自生矣。"脾胃受纳水谷，化生精气；中焦受气取汁，变化为血，故有脾胃为气血生化之源一说。李东垣在《内外伤辨·辨阴证阳证》指出："夫元气、谷气、荣气、清气、卫气、生发诸阳上升之气，此六者，皆饮食入胃，谷气上行，胃气之异名，其实一也。"可知，以上六气皆赖脾胃所生，脾胃为诸气之本（《理虚元鉴》所言"气之源头在脾"，亦是明鉴），本立而道生，生生之谓易，而生机无穷。经云："气血不和，百病乃变化而生。"朱丹溪又道："气血冲和，万病不生。一有怫郁，诸病生焉。"是故脾胃失和，升降失序，运化无力，气血乏源，百病诸起，东垣所谓"百病皆由脾胃衰而生也"，气血生化与气机升降亦是相辅相成。气血支持、供养着脾胃及其全身的气机升降运动，而脾胃的升降运动又促进运化水谷以产生气血，体现出脾胃为"仓廪之本"。李桂贤有感于此，告诫学生：调补气血勿忘升降气机，升降气机务使兼顾气血。此调和造化之机，调气不伤正，和血不滞碍，是为调气和中。

（二）调气和中　三法相宜

1.审脏形，调气之虚实

《灵枢·本神》曰："肝气虚则恐，实则怒……脾气虚则四肢不用，五脏不安，实则腹胀，泾溲不利……心气虚则悲，实则笑不休……肺气虚则鼻塞不利少气，实则喘喝，胸盈仰息……肾气虚则厥，实则胀。"五脏气各有病形，观其外候以知脏气虚实。肝为肾子，肾为肝母，肝气虚而盗母气，故见肾志之恐，夜寐不安，易受惊吓；肝气实则见肝志之怒，情绪亢奋，面色红赤；脾气虚则化源告乏，五脏失其濡养，出现多种脏腑功能失调；若湿浊内困、饮食内伤或食滞内积引起脾气壅实，易致脘腹胀满、排便不畅；心气虚则悲，实则狂、喜；肺气虚见鼻窍不利、气短，实则喘乎胸满；肾气虚则阳化气不足，故见四肢冰冷或厥冷；肾经邪气盛实，开合失司，水气闭阻，则见水肿、小腹坠胀等病症。凡此虽皆五脏病形，而治之要，则全在审其脏形，察其气之虚实，虚则补之，实则泻之。

2.察病机，调气之升降

气机的升降运动是人体生命活动的表现形式。《素问·六微旨大论》言及"是以升降出入，无器不有"，然气之升降，无所不至，何以把握无失？气之寒热出入，气因情志升降，不一而足。经有云："怒则气上，喜则气缓，悲则气消，恐则气下，寒则气收，炅则气泄，惊则气乱，劳则气耗，思则气结。"情志的病变、寒温的失调均可影响气机的运动形式，临证之机当审察病者情绪，判定气之或升或降，舌脉辨证病者寒热，寒则气收主降入，炅则气泄主升出，谨察病机，明气之由来，调其情志逆顺，寒而温之，热而凉之，复其升降出入，以此为法。

李桂贤认为，五脏六腑各有气机升降，而以脾胃为本。五脏为阴属地气，六腑为阳属天气。地气上为云，天气下为雨，此天地交感也。交感必合二气，则化自生，生生之气具矣。李桂贤又言："以天地而言，五脏以升、出为健；六腑以降、入为顺，而独以中焦各具升降。"何以如此？因五脏属阴，六腑属阳，五脏阴居禀地气在下，六腑阳浮受天气在上，经云"阳在外，阴之使也；阴在内，阳之守也"，故只有上下交感，出入相因，阴阳交媾和合，才不使阴阳离决、生生之气俱失。"但于人身而言，五脏与六腑又各自具升降出入之性。"如心肺居上，属清阳之天；肝肾居下，属浊阴之地，天地交感，阴阳和合，故心肺宜降宜入；肝肾宜升宜出。而肠腑以通降下出为宜；胆禀春生之气故宜升宜出以顺其势；膀胱为州都之官主疏通水道，故以降以出以助其力；三焦为气机运行的道路，故主全升降出入；脾胃主中州，为清浊共处之所。五脏六腑虽各有气机升降，谨调脾胃气机，则肝心肺肾之升降无不顺乎？

3.顾病本，调气之畅达

李桂贤诊病，思用精微而不求速达。其有告："现今患者，疾病诸生，多自恼之、自忧之，医者应发悷怜忧恤之心，顾及患者心理，多开导多鼓励，打开病患心结，病已愈半。"祖国医学早已认识到情志疗法对疾病治疗的重要性，从上古时代的祝由术、春秋战国时期的《黄帝内经》到明清时期的医籍药典，有关情志疗法的理论和临床病例屡见不鲜，并不断得到充实和完善。如《素问·汤液醪醴论》记载"病为本，工为标，标本相得，邪气乃服"，《灵枢·终始》记载"精神不进，志意不治，故病不可愈也"，又如《灵枢·师传》曰"告之以其败，语之以其善，导之以其所便，开之以其所苦"。经论可明，畅情达意，调畅情志，疏导志意，建立起病患治愈的信心，在疾病治疗的进程中有着积极意义。因中州脾胃是气机升降出入的枢纽，为气机运行之轴，神机之根，脾胃健运，气机出入有序，则升降相因，阴阳交感和合，疾病自愈，故调气在于调气之畅达。

（三）方脉证治　举案寻理

患者方某，男，40岁。2015年9月21日初诊。因"反复下痢脓血便8年余，加重1月"在外院明确诊断为"溃疡性结肠炎"。既往有回肠末段黏膜慢性炎伴糜烂、横结肠炎性息肉、直肠黏膜慢性炎伴糜烂等病史。门诊症见：大便下痢脓血，日解3～5次，伴有黏液，腹痛腹胀，里急后重，纳寐尚可，口干口苦，晨起明显，小便色黄；舌暗红，苔白厚，脉弦细。诊断"痢疾"，证属湿浊内蕴，予调气和中、祛湿化浊为法，处方调气和中汤加减，方药：柴胡6 g、炒白术15 g、海螵蛸10 g、白芍15 g、茯苓15 g、木蝴蝶10 g、醋香附子15 g、甘草6 g、扁豆花15 g、砂仁6 g、炒薏苡仁25 g、仙鹤草15 g、葛根15 g。处方7剂，每日一剂，水煎400 ml，分早晚2次温服。2015年9月28日二诊，诉诸证好转，大便成形，夹有血丝，日解2次，效不更方，遂守方加减15剂，调治巩固。

《景岳全书》载："饮食不节，起居不时，以致脾胃受伤，则水反为湿，谷反为滞，精华之气不能输化，乃至合污下降而泻痢作矣。"脾胃已病，气机失调，中气下陷，气失濡养则五脏不和，往往相互为病，终致荣者损，损者愈损，气血失和，不得平秘，病理产物应运而生，久累肠膜，变生下痢。方中柴胡、白芍疏肝理气，白术、茯苓健脾渗湿，木蝴蝶疏肝和胃，海螵蛸固中且有收湿之力，香附子通调气机，调气则后重自除，扁豆花升清散湿，薏苡仁祛湿化浊，仙鹤草补虚止血，葛根升阳止泻，砂仁理气和胃，甘草调和诸药。全方共奏调气和中、祛湿化浊之功，所谓气调则中和，湿去则痢止。

四、治疗溃疡性结肠炎的临床经验

溃疡性结肠炎是临床常见的直肠慢性非特异性炎性疾病，其病因尚不清楚，患者多见腹痛、腹泻和解黏液脓血便等一系列特征性表现。溃疡性结肠炎属中医学"肠澼""泄痢""便血"等范畴，活动期以标实为主，湿热毒邪内蕴肠腑是其主要的病机特点。患者多因外感六淫、内伤七情、饮食所伤、劳逸失度等伤及脾胃，化生湿热毒邪，内蕴于肠腑，与气血相搏，气血凝滞导致大肠脂膜血络损伤、传导失司，以腹痛、呈急后重、下痢赤白脓血为主症。新病治之当以清热解毒、祛湿涤肠为先，佐以益气健脾固本。

（一）解析至要　寻根问因

李桂贤教授认为，溃疡性结肠炎的病因病机多从几个方面考虑：虚（脾虚、肾虚、脾肾虚）、郁（肝气郁）、瘀（血瘀），主要致病因素为湿热，其中以脾虚或脾肾亏虚为本，肝脾不和是关键，湿热、肝郁、血瘀为标。

肾为先天之本，若先天禀赋不足，肾精亏虚，肾气不足，肾中元阳之火亏虚，火不生土，易导致脾失健运，水湿内生，湿浊下注肠腑，阻滞气机，故见肠道脂膜血络损伤传导失司。

外感六淫　六淫皆可致病，与本病关系最为密切的是风、湿、暑邪，尤以湿热之邪为本病重要病因。暑热湿毒侵犯脾胃，湿热郁结，肠胃气血阻滞，暑热湿毒与气血相搏结，损伤肠络，化为脓血黏液；风邪入客肠胃，风邪下冲大肠以致便下鲜血，或如《内经》所说"春伤于风，邪气留连，乃为洞泄"。

内伤七情　喜、怒、忧、思、悲、恐、惊七种情志变化如果过其常度，都会使脏腑气机紊乱，导致气血失调。如思则气结，恐则气下，悲则气消。特别是思虑过度，会导致脾气郁结，肝失疏泄，肝脾不和，脾气不升，胃气不降，出现纳差、腹胀、呕吐、便溏、便秘等症状。

饮食所伤　《素问·痹论》云"饮食自倍，肠胃乃伤"，《景岳全书·杂证谟》云"因热贪凉者，人之常事也，过食生冷，所以致病"，饮食过量、过食肥甘、多食生冷、误食不洁等均会损伤脾胃，造成脾虚失运，使脾胃升降失司，传导失职，变生泄泻、痢疾等证。

劳逸失度 劳，指劳动、运动、用神、房劳等，逸指安闲。不论是劳或逸，过度皆可致病。《素问·举痛论》云"劳则气耗"，身体过劳能伤及脾肺之气；用神过度损伤心脾，气血内耗；房劳过度会耗伤肾精；过逸则可致气血不畅，最终影响脾胃运化功能，运化无力，水湿内停，出现纳差、腹胀、泄泻等症。

脾虚或脾肾亏虚为本 先天禀赋不足、饮食所伤、劳逸失宜、七情内伤、六淫外感等因素均可以造成脾虚或脾肾亏虚，饮食过量、过食肥甘、多食生冷、误食不洁等损伤脾胃；思虑过度，情志不畅，脾气结滞，肝失疏泄，肝脾不和，脾失健运；用神过度，劳倦耗气，心脾两虚；外感湿邪，困滞脾胃；先天肾精亏虚，肾气不足或后天房劳太过，肾精耗伤，精不化气，日久损及于肾中先天之元阴元阳，肾中元阳乃中气之根，肾中元阳不恢复，命门火衰，中气则无根矣，无根之中气如无源之水，无本之木，势不能长久。火不生土，脾土受损，脾肾两虚，不能司运化之职，水湿内生；肾开窍于耳和二阴，肾司二便，由于肾虚，肾蒸腾气化不足，湿邪内生，清浊不分，混杂而下，而见长期大便稀烂不爽。五行学说认为水生木，肾精不足，精不化血，会造成肝血不足，肝阴血不足，肝用失常，常常会造成肝脾不和，肝胃不和，进一步影响脾胃的运化、升降功能，脾气虚不升清，气机下陷，胃不降浊，阴邪上逆。日久湿邪或从热化或从寒化，或湿热或寒湿而与水谷杂下，流注肠间而致泄泻，久泻进一步加重脾虚，水谷精微不能化生，故脾阳与脾阴双损。

肝脾失调是病机关键 肝主疏泄，主升发喜调达，恶抑郁。疏泄的实质是对气机的疏通、畅达、升发，表现在调畅情志、促进脾胃升降、促进胆汁分泌排泄和促进血液运行等方面，其中胆汁的分泌排泄和调畅情志都与脾胃的消化、吸收、代谢功能密切相关，脾胃的升降更是脏腑气机升降的中心环节。因此，整个脏腑气机升降有序又有赖于肝之疏泄。另一方面，肝主藏血，体阴而用阳，肝主疏泄功能的发挥也有赖于脾胃运化水谷精微所生成的血的滋养。可见，肝脾关系是人体最重要的关系之一，肝属木，脾属土，木土宜和，木气疏达，土气健运，脾统血与肝藏血协调，一动一静，统血与藏血共济，则全身气血和畅，全身气机舒畅，升降有序。如肝失其疏泄之职，也会影响脾胃升清降浊功能。如患者先天不足，脾胃亏虚，或患者失治误治，用药不当，进一步损伤脾胃，土虚木乘，木邪乘克，肝若疏泄不及，则会气机壅塞，脾气不升，脾失健运，水谷不消，水谷不归正化，湿邪内生。下注大肠，传导失司。可见情志抑郁、纳差食少、腹胀便溏等症；如患者素体肝旺或情绪不畅，导致肝木横逆，极易克伐脾土，肝若疏泄太过，也会干扰脾气升降，出现"清气在下，则生飧泄"，可见腹痛泄泻，矢气频作，泻而不畅。泻而痛不减，肠鸣矢气等。木气郁结，日久化火，风火相扇，损伤肠络，可出现血性便或脓血便，可伴见脾气暴躁，心情抑郁等情志方面症状。肝木不能升发，横逆犯脾，中气受伤，清阳不升，气机下陷，饮食不化，再加劳倦过度，中气不足，脾气不升，清阳下陷，湿浊相混，出现"溲便为之变"。另外，脾气不升，气机下陷也可导致肝木升发无力，表现为过度劳累后大便溏薄和黏液脓血便症状加重，病情缠绵难愈。肝化气于厥阴，"厥阴者，阴尽阳生之脏……邪至其经，从阴化寒，从阳化热，故其为病阴阳错杂，寒热混淆也"，邪入厥阴，可见寒热往来。热邪炽盛者，可出现热痢下重，便血量多，或血色鲜红；寒热错杂者，可见痢下反复不止，往来寒热，此时病机往往比较复杂。

湿热、气郁、血瘀是标，湿热是主要致病因素　脾虚失于健运，清阳不升，肝气舒发不畅，肝气郁结，横逆犯脾，肝脾不和，进一步加重脾虚，造成恶性循环，使腹痛、腹胀、大便溏烂迁延不愈，病情日渐加重，再加上外感湿热或湿浊内生，困阻脾胃，脾失健运，水谷与湿浊清浊不分，混杂而下，发为溏泻，久则为"休息痢"。在溃疡性结肠炎病程发展中，大便带血的原因是多方面的，如外感暑热湿毒侵犯脾胃，湿热郁结下焦，肠腑气血壅滞，暑热湿毒与气血搏结，热伤肠络，逼血妄行而见大便带血或黏液脓血便；或脾虚、脾肾亏虚，脾失健运，水湿内生，脾虚则气血生化乏源，气血亏虚，气虚则推动无力，则出现气虚血瘀。脾气亏虚，脾不统血，血溢脉外；或由气滞、湿阻、寒凝、热郁等病邪阻滞气血，肠道传导功能失司，肠络失和，久病入络，气血凝滞，血败肉腐，肉溃成疡，而见黏液脓血便，痢下赤白；出血进一步加重瘀血，血不能归经而出血加重，如此恶性循环，病情加重。

（二）健脾疏肝　固本驱邪

溃疡性结肠炎病机脾胃虚弱为其根本，肝脾不和是关键，湿热为主要病理因素，气滞血瘀贯穿在疾病的整个过程。其治疗方法如下。

健脾化湿　疏肝柔肝　脾为太阴湿土，胃为阳明燥土，生理上脾胃燥湿相济，升清降浊，共同完成水谷的消化吸收。但胃的燥气弱于脾的湿气，病理状态下，脾虚易内生湿邪，脾失健运，用药当以苦、甘为主，苦以燥湿，甘以补脾。主要药物如人参、黄芪、白术、苍术、淮山等，其中人参可以大补元气，补脾益气，补脾肺之气；黄芪则可以补气升阳固表；白术补气健脾燥湿；苍术健脾燥湿并解表；山药性甘平，能补脾益气养阴。脾阳不足常用甘温之药如黄芪、人参；脾阴不足则用甘淡之药如淮山；内湿明显，脾困不运，常用苦燥之品如苍术、陈皮，或用茯苓等淡渗利湿，再或者根据东垣经验，以小量风药升清祛湿，如荆芥、防风、羌活、独活等，盖风能胜湿之理也。另外，脾主健运，用药宜补而不滞，在补脾基础上应伍以木香、砂仁等助运之品；脾主升清，患者纳呆乏力脾虚不运可以在益气健脾的基础上加用轻清升扬之药如羌活、葛根、升麻等，常用方如四君子汤、参苓白术散、人参汤等。肝为刚脏，性喜升发调达，治肝的原则是疏肝、柔肝、泻肝。临床上治肝要顺应肝职司疏泄，性喜升发调达的特点，使用调畅气机的药物为主，如柴胡、佛手、青皮、陈皮、木香等。肝有藏血之能，其体为阴而其用为阳，肝疏泄之用要以所藏之血为物质基础，肝血常常不足，因此在疏肝理气之时又要时刻防止理气辛燥之品耗伤阴血，临床上常合用酸甘之品柔如白芍、乌梅、当归、枸杞子，临床常用方如逍遥丸等。

酸辛苦泄　调气和血　溃疡性结肠炎多有脾虚肝郁证。脾虚则清阳不升，肝气不舒，郁于下焦，日久化热并由气及血，气血不和出现腹痛便溏，泻而腹痛不减，里急后重，大便夹有血液等症，病情反复发作。治疗当在用甘药补脾的基础之上，用枳壳、木香、槟榔等辛药助肝之用，疏肝理气；乌梅之酸收泻肝，减少由于肝过用而造成的耗伤；予黄连、黄柏等苦味之药苦泄脾湿；当归、芍药养血柔肝，和木香、枳壳等理气药配合，调和气血，正如刘河间说的"调气则后重自除，行血则便脓自愈"。

补中益气　升阳举陷　溃疡性结肠炎以脾虚为本，脾不升清，中气下陷，常见腹胀、乏力、肛门坠胀不适，便意频繁等症状。治疗上要注意予补益中气，升阳举陷，选用补中益气汤加减，方中黄芪、党参、白术、甘草益气补中，健脾化湿，恢复中土枢纽的功用；略用陈皮理气，防止补药滞气，补而不滞，还能降浊和胃，通过调节脾胃枢纽右路的降促使左路的升；当归补血和血，柔肝之急，有调和肝脾之能；升麻、柴胡轻清升阳，从左路升发气机，升阳举陷。

升清降浊 脾胃的升清降浊功能是相反相成的，脾的升清往往有助于胃之降浊，胃之降浊往往也有助于脾之升清。因此临床上应根据脏腑气机升降规律和药物升降浮沉之性，或因势利导，或反向调整，或以升促降，或以降促升，使脏腑升降恢复常态，在应用柴胡、苏叶等轻清升扬促进脾健运的同时应用法半夏、陈皮、牛膝等和胃降浊、引血下行。

清肝顾脾 凉血宁络 溃疡性结肠炎肝脾不和，肝失疏泄，肝气郁结久则化火，肝经郁火可生风动血，出现便血或脓血便，此时应清泻肝经之郁火以凉血宁络止血。清泻肝经郁火可以用黄芩汤加减，凉血宁络止血可以考虑用槐花散加减，其他常用药有黄芩、牡丹皮、栀子、赤芍、生地黄、紫草、地榆、槐花等，但这些药都是寒凉之品，容易伤及脾阳，运用时要中病即止，顾及脾胃。

清热化湿 活动期的溃疡性结肠炎，常出现里急后重，口苦口渴，腹泻，大便夹黏液脓血，舌苔黄厚腻，脉数，此时中医辨证往往是湿热蕴结下焦为主要矛盾，治疗应以清热化湿为法。临床常以葛根芩连汤、香连丸等加减，常用药为白花蛇舌草、凤尾草、黄连、秦皮、黄芩、黄柏、马齿苋、苦参、土茯苓、薏苡仁等。

清热凉血 活血化瘀 溃疡性结肠炎活动期的炎性反应明显，其临床表现常有大便带血或黏液血便，中医病机是下焦湿热壅盛，气血失和，肠络受伤，也与血瘀、血不归经有关。治疗上应用清热凉血止血和活血化瘀止血之法，临床常用犀角地黄汤和地榆散加减治疗，生地黄、赤芍、三七、紫草、牡丹皮、地榆、槐花、茜草和紫珠叶等为常用药。

补肾固涩 溃疡性结肠炎病机虽然以脾虚为本，但脾虚清阳不升，脾湿内生，清浊不分，脾虚泄泻，反复不愈，日久及肾。肾为先天之本，肾开窍于耳和二阴，肾司二便，由于肾虚，肾蒸腾气化不足，湿邪内生，清浊不分，肾虚失于固摄，混杂而下，而见长期大便稀烂不爽，甚如水样，滑脱不禁；肾阳亏虚可出现五更泄泻，治疗应予补肾固涩之法，真人养脏汤、四神丸是临床常用方，常用药物为补骨脂、益智仁、吴茱萸、五味子、肉豆蔻、诃子、芡实、赤石脂等。

生肌敛疡 溃疡性结肠炎在肠镜下可见黏膜糜烂甚或溃疡,可以参考疮疡病进行治疗,运用生肌敛疡法往往效果颇佳。可在辨证治疗的基础上加用经验药如白及、白蔹、连翘、三七、紫草、地榆、贝母等。

(三)内外相合 直达病所

李桂贤认为,采用中药水煎剂灌肠治疗溃疡性结肠炎可以使药物直达病所,减少药物吸收环节,有利于结肠溃疡愈合及炎症消除,并可以减少患者长期口服药物引起的毒副反应,而且疗效比较持久,费用相对较低,可在临床中推广运用。李桂贤临证常用灌肠方有二,即调气和中散、清肠止澼汤,现就两方辨证施治灌肠思路解析如下。

1. 脾虚湿阻——健脾理气 清化湿毒

该证多见于溃疡性结肠炎缓解期,症见下痢赤白脓血,大便黏腻不爽,里急后重,腹痛腹胀,不欲饮食,四肢倦怠,舌淡苔白厚腻,脉濡等一派脾虚湿阻之象。法宜健脾理气、清化湿毒,方选调气和中散化裁外用灌肠(加工成浓煎剂,浓煎剂每袋100 ml,每日2次,每次100 ml,分早晚进行灌肠,温度控制在37～38℃,灌肠时间20～30 min,保留时间30 min):柴胡10 g、白芍15 g、炒白术15 g、木蝴蝶10 g、土茯苓25 g、香附子15 g、砂仁6 g、木香5 g、海螵蛸10 g、凤尾草15 g、炒薏苡仁25 g、甘草6 g。方中柴胡、白芍疏肝理气;白术、土茯苓健脾渗湿;木蝴蝶疏肝和胃;海螵蛸固中且有收湿之力;香附子通调气机,调气则后重自除;白术升清散湿、薏苡仁化湿下浊;凤尾草清化湿毒;砂仁、木香理气和胃;甘草调和诸药。所谓气调则中和,湿去则痢止。

2. 风湿热蕴——祛风胜湿 清热止痢

该证是由湿热壅滞,风热蓄蕴,下迫大肠所致。风湿热下注大肠,搏结气血,损伤肠络,酿为脓血,而为下痢赤白;肠道气机阻滞则腹痛、里急后重;风热蓄蕴下焦则肛门灼热、泻痢无度。舌边尖红,苔黄厚腻,脉浮数。治宜祛风胜湿、清热止痢。因风湿热蓄蕴壅滞下焦,非灌肠直达病所不可,其效速,其力专,故选李桂贤经验方清肠止澼汤外用灌肠(加工成浓煎剂,浓煎剂每袋100 ml,每日2次,每次100 ml,分早晚进行灌肠,温度控制在37～38℃,灌肠时间20～30 min,保留时间30 min),方药:刘寄奴20 g、白花蛇舌草15 g、凤尾草15 g、地榆10 g、青黛6 g、槐花10 g、木香5 g（后下）、鹿衔草15 g、仙鹤草15 g、煅牡蛎25 g。方中刘寄奴荡涤肠中蓄蕴湿热，破瘀生新，止血消肿，清热燥湿，为治痢之良药；湿热毒解则痢止，故以白花蛇舌草、凤尾草清湿热解热毒；槐花苦微寒，善清大肠湿热，地榆清且涩，善除下焦血热，二药合用，增强凉血止血之功；辅以青黛，泻肠腑郁火，解下焦风热，凉血之中又能敛疮止血；久痢必虚且湿痢忌涩，故以牡蛎、仙鹤草配鹿衔草，使补虚固涩之中又可祛风散湿，清补兼施，祛湿通利而不伤正；大肠气机被湿热所遏，所谓调气则后重自除，故以木香行气导滞。诸药合用，共奏祛风胜湿、清热止痢之功。

（四）针药相宜　预防调摄

李桂贤认为针灸治疗溃疡性结肠炎简单、安全、有效，可以在临床中配合应用。《黄帝内经太素》云"五藏有疾，常取之十二原""凡此十二原者，主治五藏六府之有疾者也"，《黄帝内经灵枢》云"邪在脾胃……阳气不足，阴气有余，则寒中肠鸣腹痛……皆调于三里"，太白为脾经的原穴，阴陵泉为足太阴脾经的所入合穴，五行属水，有健脾利水、化湿止泻之功；脾俞为脾脏的背俞穴，胃俞为胃的背俞穴，章门为脏的会穴，诸脏之病皆可调此；太冲为肝经的原穴，天枢为大肠的募穴，有调理大肠传化而止泻之功；足三里为胃经的原穴，中脘是胃之募穴。故溃疡性结肠炎针灸治疗的常用穴为太白、阴陵泉、章门、脾俞、胃俞、太冲、天枢，足三里和中脘，临床根据病情辨证选用。

溃疡性结肠炎由先天禀赋不足、饮食所伤、劳逸失宜、七情内伤、六淫外感等多种因素导致，预防溃疡性结肠炎和得病后防止疾病加重要从生活的各方面做起，防风寒、适劳逸、慎起居、节饮食、调情志。俗话说"三分治，七分养"，对溃疡性结肠炎而言，平素的调摄对防病治病十分重要。

一般而言，溃疡性结肠炎饮食应进食营养丰富、易于消化的食物，尽量不食粗糙干硬难以消化的食物，避免进一步损伤脾胃，使结肠得到充分休息和修复。避免恣食肥甘厚腻之品和烈酒、浓茶、辛辣食物，这类食物易酿生湿热，伤阴助热，进一步损伤肠络，加重病情。

冰冻饮料、生冷瓜果、冰冻之品损伤人之阳气，导致命门火亏，脾阳不振，脾失健运，水湿内生。

不宜饥饱失宜，要定时定量，饥饱适中。

不宜过于安逸。过度安逸，脾气阻滞，脾失健运，胃失受纳。如常在办公室内久坐不动的要注意加强运动，劳逸结合，不宜安逸过度致脾气不运。

不宜房事过度。房劳过度，损伤肾精，先天之本亏虚，后天脾胃之本亦会难调。

起居有常。睡眠是恢复人体机能的最重要的方法，睡眠充足才能使心火下潜，坎离相交，水火既济，相火下降，中气有根。如长期熬夜晚睡，必然影响相火下降归根，造成肾虚，中气失根，脾虚不运。

调适情志。长期情志抑郁是造成溃疡性结肠炎的重要原因，滋阴派祖师朱丹溪云："气血冲和，万病不生，一有怫郁，诸病生焉，故人身之病，多生于郁。"治疗溃疡性结肠炎除运用药物治疗外，还要开导患者，让其放下精神包袱，积极配合治疗才能取得更佳疗效。

（五）方脉证治　举案寻理

患者，男性，21岁，因解黏液脓血便半月于2013年1月14日就诊。患者症见黏液脓血便，4～6次/日，伴里急后重，量少，时有腹痛，便后缓解，疲倦乏力，偶有恶心呕吐，无发热恶寒，纳少，厌油腻，嗜睡，小便尚调；舌淡胖，苔黄腻，脉细数。电子肠镜检查显示：溃疡性结肠炎（全结肠，中度）。病理诊断：（全结肠）黏膜组织慢性炎（活动期），局灶区域见隐窝脓肿形成，以上病变不排除溃疡性结肠炎的可能。中医诊断为痢疾，辨证为脾虚气滞、湿热内蕴所致。

处方：加味柴芍六君子汤加减治疗。柴胡10 g、白芍15 g、石菖蒲15 g、半夏10 g、太子参15 g、茯苓15 g、炒白术15 g、甘草6 g、白花蛇舌草20 g、马齿苋10 g、凤尾草20 g、木香6 g（后下）。中药内服5剂，每日1剂，水煎服。

2013年1月18日二诊，患者自述大便较前稍成形，2～4次/日，时有黏液脓血便，无里急后重，腹痛较前稍缓解，疲倦乏力较前减轻，胃纳较前稍增加，仍稍厌油腻，小便调；舌淡胖，苔黄腻，脉细。二诊方药守上方加减，去石菖蒲，加藿香15 g，以达醒脾之效，7剂，每日1剂，水煎服。

2013年1月25日三诊，患者述大便成形，2次/日，伴黏液，无脓血便，无厌油腻，小便调；舌淡胖，苔腻，脉细。三诊方药守上方加减，去藿香、马齿苋，加陈皮6 g、三七10 g有去瘀生新之效，7剂，每日1剂，水煎服。

2013年1月31日四诊，患者述大便正常，无黏液脓血便，纳寐可，小便调，舌淡，苔稍腻，脉细。继续以加味柴芍六君子汤治疗1个月。

2013年3月1日患者复查肠镜显示"全结肠及直肠黏膜未见异常"，病情告愈。

李桂贤在临床中发现，现代社会生活节奏快，人际关系紧张，竞争激烈，工作压力大，饮食不节，饮食不洁是普遍现象，肝郁脾虚型的溃疡性结肠炎最为常见，因此，李桂贤根据此情况常采用加味柴芍六君颗粒治疗溃疡性结肠炎，柴芍六君汤出自《医宗金鉴》，书中以柴芍六君汤治疗慢惊风"脾虚肝旺痰盛者……柴芍六君汤主之"。它实为四逆散和六君子汤化裁而成，取两者合用以疏肝健脾。加味柴芍六君颗粒更加入白花蛇舌草、凤尾草清热利湿止泻，三七活血祛瘀，陈皮行气止痛，寓"行血则便脓自愈，调气则后重自除"之意，同为佐使药；甘草调和诸药为使药。其具体组成：柴胡12 g、白芍20 g、陈皮6 g、半夏12 g、太子参10 g、茯苓20 g、炒白术20 g、甘草6 g、白花蛇舌草20 g、三七9 g、凤尾草30 g。日1剂，分早晚饭后半小时冲服。临床中须根据情况随症加减：腹胀痛、大便黏滞不爽，加青皮12 g、枳壳12 g、木香6 g理气止痛、通腑消滞；长时间腹泻不止者多伴随有肾气亏虚，肾不固摄，常加用补骨脂10 g、肉豆蔻15 g、益智仁15 g、五味子10 g温阳补肾，止泻固涩；大便黏液脓血量多，常是湿热炽盛所致，可加地榆炭15 g、黄柏炭6 g、白头翁10 g清热解毒、凉血止血；大便黏液量多，日久不止，或伴身倦乏力，往往是脾虚湿困、湿邪下注，可加葛根15 g、薏苡仁20 g、升麻6 g、黄芪15 g健脾化湿，补中升阳；伴随有厌食、纳差者，往往是由于脾虚失健，可在健脾益气基础上加用炒麦芽10 g、六神曲10 g、焦山楂10 g、炒谷芽10 g消食化滞；夜寐欠安，加川芎12 g、首乌藤15 g养血行血安神。

治疗痢疾，刘河间指出"调气则后重自除，行血则便脓自愈"，故李桂贤在清肠化湿的基础上，兼以"扶脾助运""顺气匀血""化浊祛毒"等治法。上述病例中，患者解黏液脓血便，里急后重，腹痛，疲倦乏力，在湿热蕴肠、阴虚络损基础上见明显脾虚，故辨证基础上予加味柴芍六君子汤健脾行气和血、清热祛湿治疗，予柴胡疏肝理气、升举阳气，白芍养血和营、缓急止痛，半夏燥湿行气，太子参、白术健脾益气，茯苓健脾祛湿，石菖蒲化湿开胃，木香行气导滞，马齿苋、凤尾草、白花蛇舌草清热解毒、凉血止痢，甘草缓急止痛、调和诸药。诸药共用，以达"清肠祛湿，调气和血止痢"之效。

五、治疗便秘的临床经验

便秘是老年人常见的消化系统临床疾病之一，慢性便秘是指排便次数减少、粪便干硬和（或）排便困难的症状持续大于6个月。便秘不仅增加老年患者的痛苦，同时也增加心脑血管病、肠道疾病的发生率，严重影响老年人的生活质量，并且随着年龄的增长，便秘的发生率呈上升趋势。随着我国老龄化问题日益严峻，老年人便秘无疑成为我们不得不面对的重要疾病之一。目前临床上常用西药乳果糖、开塞露等，长期使用副作用大，远期疗效欠佳。所以寻求更好的治疗方法迫在眉睫。随着对中医药的不断挖掘，中医药在临床治疗老年便秘上取得了不错的成效。

（一）立足大肠　虚补实泻

便秘病位在大肠，但与脾肺肝肾密切相关，正如《内经》论述"魄门亦为五脏使"，说明魄门的启闭依赖于五脏的调节。大便的排泄跟五脏皆有一定的关系，包括肺脏的宣发肃降功能、肝脏的气机调控、脾胃的升降枢纽及肾气的盛衰均密切相关。所以在临床上更应该根据患者的病情特点，做到辨证与辨病相结合，实则泻之，虚则补之。《灵枢》中又有论述："五十岁，肝气始衰，肝叶始薄，胆汁始减，目始不明；六十岁，心气始衰，若忧悲，血气懈惰，故好卧；七十岁，脾气虚，皮肤枯；八十岁，肺气衰，魄离，故言善误；九十岁，肾气焦，四脏经脉空虚；百岁，五脏皆虚，神气皆去，形骸独居而终矣。"可见从老年人的生理上看，五脏皆多以虚为主。《景岳全书·秘结》中又论述："凡属老人、虚人……多有病为燥结者，盖此非气血之亏即津液之耗，凡此之类，皆须详察虚实，不可轻用芒硝、大黄、巴豆……虽今日暂得通快，而重虚其虚，以致根本日竭，则明日之结必将更甚，愈无可用之药矣。"所以在老年人便秘的论治上实秘相对少，虚秘相对较多。应慎用芒硝、大黄等峻猛药物，在治疗老年人便秘上应当多兼顾补虚。

（二）多脏同调　降逆通便

以"脾胃亏虚，气机郁滞型"为例，方选柴芍六君汤加减。柴芍六君汤原方出自吴谦的《医宗金鉴》。原方中党参为君药，重在益气健脾；柴胡为臣，疏肝解郁；白术、茯苓为臣，除了加强党参、太子参益气健脾的功效，还可燥湿渗湿；白芍为佐，能防治柴胡劫伤肝阴，同时亦能养血柔肝；陈皮、半夏为佐，燥湿运脾；炙甘草为使，调和诸药。根据患者病史特点，若有情志失调的诱因可选用此方中柴胡以疏肝解郁行气，调控情绪。根据老年人便秘特点多为气血不足，血虚肠燥，传导不畅，故选用太子参代替原方中的党参，因其生津之力大于党参；同时加用生地黄、玄参滋阴养血、润肠通便，取其增水行舟之意；并适当加大白术用量，因其现代中药药理发现大量生白术能促进消化道蠕动，起到排便作用，并有医者亦有单用白术治疗便秘的报道；方中杏仁调节肺的肃降功能，肺与大肠相表里，取"提壶揭盖"之意，同时果仁类药多含有大量油脂，均能润肠通便而不耗伤气津。其中苏梗、牛膝一升一降，调节气机；砂仁温中行气，转动脾胃升降枢纽，使得脾气得升，胃气得降，共同完成水谷精微的输送。《诸病源候论》谓："瘀久不消则变为积聚癥瘕也。"颜德馨教授认为，不论寒积、水积、气积、痰积、湿积，积久则碍气阻血，气血不行，瘀从中生，久积为瘀，久瘀必结，故久积不愈，当从瘀论治。李桂贤对此颇有同感，故在方中加用三七以活血化瘀，同时老年人多肾气亏虚，加用肉苁蓉补肾填精，润肠通便。诸药合用，多脏同调，同时注重辨证与辨病相统一，故每每在临床中取得佳效。

李桂贤在临床上治疗老年性便秘有独到见解，注重辨证与辨病相结合，治病立法多以"调气和中"为贵，根据"以脾胃为本，顺其脏腑之性，调其气之逆顺"的治病立法原则，在临床实践过程中屡获奇效。现将治疗老年性便秘验案一则整理如下。

（三）病案举隅

患者张某，男，72岁，2013年2月6日初诊，主诉：反复便秘5年。患者自诉5年前因家庭琐事暴怒后出现大便秘结，大便3～7天一行，大便成形不硬，无腹胀及腹痛，食欲不佳，时有嗳气，虽多次经中西医治疗，效果不佳，仍经常便秘，近日因工作紧张便秘加重而就诊。现症见：大便秘结，5～7天一行，质不硬，腹部轻度满闷不适，食纳不佳，嗳气，舌质淡红、舌边有痕，苔白稍厚腻，脉稍弦无力。既往史有高血压病史10余年，过敏史无特殊。查体：神清，精神不振，全腹平软，无压痛，无反跳痛。辅助检查：电子肠镜检查未发现异常。中医诊断为便秘，考虑为脾胃亏虚，气机郁滞所致。

拟方：柴胡8 g、白芍15 g、陈皮10 g、法半夏15 g、太子参15 g、茯苓15 g、生白术30 g、甘草5 g、三七10 g、苏梗8 g、砂仁10 g（后下）、牛膝15 g、生地15 g、玄参15 g、肉苁蓉10 g、杏仁10 g。7剂，每日1剂，水煎服。

二诊：服药7剂后，患者大便秘结好转，大便2～3天一行、成形不硬，腹部仍轻度满闷不适，食纳欠佳，嗳气，舌脉同前。继服上方7剂。

三诊：服上药后，大便1～2天一行，大便稍干，腹部无不适，食纳欠佳，嗳气消失，舌质淡红、舌边有齿痕，苔薄白，脉稍弦。上方加当归15 g，续服12剂。

四诊：诸症均消失，嘱注意调情志、节饮食、适寒温，间服香砂六君丸调理2月，回访无复发。

慢性便秘严重危害老年患者的生活品质及健康，耗费了大量的医疗开支，是一个重要的社会问题，亦是临床上的一个难点。李桂贤在治疗老年性便秘时，多因人而异，灵活处方用药。注重辨证与辨病相结合。便秘病位虽在大肠，却与五脏关系密切相关。用药上以脾胃为本，辨证施治，兼顾老年人多气血不足的特点，慎用或忌用大黄、芒硝等攻伐之品，调气和中，多脏同调，因人而异的思想始终贯穿其中，故常在临床上取得佳效。

六、治疗胃食管反流病的临床经验

胃食管反流病是指胃及十二指肠内容物反流入食管引起的一种胃食管动力障碍性疾病。临床上主要表现为泛酸、嗳气、呕恶、胃灼热、腹部胀满或痛、胸闷、胸骨后灼痛等症状，根据其发病时的不同主症，归属于传统医学的"吐酸""嗳气""呕吐""胃痞""咽痹""胸痹"等范畴。李桂贤治病以和为纲，立法以调气和中为要，尤其对胃食管反流病的辨治，另辟蹊径，提出"调气和中""中病旁取"以及"清润消导"为辨治胃食管反流病的大法，取得了显著疗效，丰富了该病的诊疗理论。现将其学术思想论述如下。

（一）调气和中　气机旋运

夫气者，由阳所化，周流天地之间，旋运八方之位，气布藩育，万化和安，人之生皆赖乎于气也。《黄帝内经》曰"人以天地之气生，四时之法成""天地合气，命之曰人"，又云"百病生于气也"。言及人之生身，生长壮老，疾患病痛，均倚气机斡旋，气机调畅，病安从生？然气者，有名无形，无视无闻，何以察其气运而调其气？诚如经旨所云"是以升降出入，无器不有"，首以阐释气运以升降出入为规。五脏六腑各具气机，其升降出入之势亦凭脏腑定论，肝胆应春生之气而主乎升；心应仲夏，夏气升浮而心应之；脾胃属土，主乎中焦，为气机升降之枢纽；肺与大肠相表里，应乎秋季，秋气肃杀收敛，故肺与大肠主乎降；肾主纳气，亦主气之收藏；膀胱主藏津液而气化出焉，同主出入。气机升降出入，在脏在腑，虽无所不至，纷繁错杂，但若能把握气运枢机，何虑气机不调？《理虚元鉴》曰"气之源头在脾"，李桂贤认为调气之关键在于调和脾胃，把握枢机。脾健胃和，枢机通利，气机自复升降出入之性。如李杲所云"内伤脾胃，百病由生"，此说亦与《内经》之言"百病生于气也"互为印证。周慎斋曰"诸病不愈，必寻道脾胃之中，万无一失"，章虚谷更是言及"升降之机者，在乎脾胃之健"。述论可知，治理百病，必要寻至通调气机、调和脾胃旨归中，此调气和中之法也。

盖先天禀赋不足，后天饮食失养，酒食无度，形体疲劳，情志失调及久病暗耗气血，皆可致中土失运，精微布散无能，遂致脾失升清，胃失和降。胃为水谷之海，以通为用，以降为和，不降则滞，反则为逆；脾为太阴湿土之脏，喜燥恶湿，以升为健，清阳不升，浊阴不降，清浊不分，水谷停滞，夹酸而上迫食道，反流成病。故叶天士有云"脾宜升则健，胃宜降则和"。脾胃既病，升降失序，或胃气上逆；运化无常，水谷停滞，或湿浊内生；中土不盛，土虚木摇，木郁土结，或肝胃失和、肝脾不调。气运有司，脾升胃降，反流自止；气行湿化，气运浊消，湿浊消荡，脾胃安和；调达肝木，疏泄有常，土爱稼穑，木土合德。凡此种种皆不离气运升降，诚如周学海之言"内伤之病，多病于升降，以升降主里也"。脾升胃降，往往相辅相成，升已而降，降已而升，临证之中，单用升清法或降逆法，即可使气机升降有序。

李桂贤告诫：常有脾胃虚弱，不耐升降之药气者，因升降之药性窜专攻，易伤正气，致使虚者愈损，故非常法。天地运行，人亦应之，喷泉因蓄势而蓬勃迸射，瀑布因藏纳而飞流直下，这一切升降的运动都蕴势在一个点上，难道中焦脾胃不正是这个势点吗？那如何蕴势呢，法当和中固补。师有云：“气机之枢纽在中土，其升降之起点亦在中土，通过和中或固中法以使升降有序，是为先天自然之法；运用升清或降浊法以复气机，此后天之法。脾胃亏虚，不耐升降之药，当调和之、固补之，不可妄用气药，当以和中之法调其升降之气也。”调气和中，气机旋运，先天法也。脾胃属土，土应坤卦，析《易经》之言“至哉坤元，万物资生”而醍醐灌顶。故调气和中是诸法之先，贯穿胃食管反流病证治之始末。

（二）中病旁取　从旁治本

临证之际，不难发现胃食管反流病的主要病位在食管，然又有波及肝肺心肾，而临床表现却为一派中焦脾胃功能失调之象。《医学入门》言：“咽系柔空，下接食管，为饮食之路；此处咽系实指食管，食管属胃，胃与脾互为表里，共司受纳运化输布之能，故脾胃功能对食管影响甚为密切。”又因食管反流物之味酸，酸味属肝，肝郁则乘中土，若肝气横逆犯胃，则吞酸频作，口苦胁满，此波及肝位。因脾为生痰之源，肺为贮痰之气，脾失升清，胃失和降，肺失清肃，痰随气逆，夹酸上迫咽系，亦发本病。李桂贤临证中，胃食管反流病并发咳嗽者屡见不鲜，故而“肺胃气滞”作为胃食管反流病又一病机不容小觑。唐容川有言“血生于心火而下藏于肝。气生于肾水而止主于肺。其间运行上下者，脾也”，故心在上，宜降；肾在下，宜升；脾胃居中，连贯上下，能协心阳潜降，助肾阴升腾，为升降之枢，中焦升降失序则心肾不交，抑或心肾不交则反侮脾胃气机。诚如罗谦甫所言：“人身心肺在上，行营卫而光泽于外，肝肾在下，养筋骨而强壮于内。又必赖脾胃在中，传化精微，以溉四旁；若脾胃之气一伤，则四脏皆失其所。”脾胃禀坤土之德，厚德载物，坤道顺乎，承天时行，体坤用乾，以助乾健之运，明《易经》之言“坤至柔而动也刚……承天而时行”即是理证。故胃降则心肺亦降，脾升则肝肾俱升，而成交泰。

上段概述，阐幽以明，脾胃中土运行亦波及肝肾心肺四脏。四脏者，中土之旁也，四旁为末，中土为本，脏腑辨证，本末相参，而成肝胃失和、肝脾不调、肺胃气滞、心脾两虚、脾肾两虚等证候，证候之中不离脾胃两脏是为

29

本，肝肾心肺是为旁，中病旁取，从旁治本皆不离中土。《素问·五常政大论》云"病在中，旁取之"，可括之从旁治本之精要。五脏六腑之盛衰，气血之生化皆禀于脾胃，故必应视之为本源。中医虽无此反流病名，但它治疗胃灼热、泛酸、呕恶、咳嗽、胃胀、胃痛等病症，依据脏腑、八纲的辨证用药，明确展示了中医药治疗此病的基本法则。李桂贤有告："病在中，调在肝，肝胃失和、肝脾失调宜疏肝健脾以逍遥散化裁；病在中，治在肾，脾肾两虚宜滋养脾肾以六味地黄丸化裁，肾虚气逆治宜潜阳纳气以潜阳封髓丹加减；病在中，养在心，心脾两虚宜养心补脾，归脾汤或柏子养心丸化裁；病在中，治在肺，肺胃气滞宜理气化滞以三仁汤化裁，肺金气逆宜肃降肺气以旋覆代赭汤化裁出入。中病旁取，从旁治本，如此而已。"从旁治本，乃是治疗本病的首要之法。

（三）清润消导　通补兼施

《素问·调经论》曰"有所劳倦，形气衰少，谷气不胜，上焦不行，下脘不通"，又如李东垣所言"形体劳倦则伤脾"，或因情志不畅、食饮不节、劳作无常，致脾胃亏虚，脾失升清而胃失润降，升降失序而见嗳气反酸、胃脘痞满疼痛、呕恶欲吐；脾喜燥恶湿，胃喜润恶燥，升降失调，脾不主为胃行其津液，气不行则湿不化，湿不化则失和润，致胃燥脾湿，湿燥相和，清浊不分，痰湿、食积、湿浊所由生，而见嗳腐吞酸、胃灼热不舒服等胃食管反流病之兼症。胃纳脾弱而运化无权，水饮不化而成湿邪，湿之渐变而成痰浊；食谷不化渐成积滞，滞碍中焦，气失宣通，胃脘胀、闷、满，口中呕、恶、吐，由来尚矣。胃食管反流病虽无中医病定之名，然究其上所述，却有一定病机，无外乎升降失序，清浊不分，湿燥相混，遂成本虚标实、虚实夹杂之候。李桂贤结合临床治疗经验，认为此病的病因主要有痰湿郁结、食积不化、肝虚气郁、胃虚气逆等，一派虚实夹杂之象，然不离湿与燥，虚与实，法当以清润消导、通补兼施，升其清气以化湿，润降胃腑以化燥，通其积滞，补其脏虚，燥湿相因，标本兼顾，执法无碍。

有鉴于此，李桂贤根据多年经验，采用清润消导、通补兼施之法治疗该病，以枳实消痞丸合柴芍六君汤化裁，结合自身临证升降之药对，组成通补升降汤（柴胡、白芍、党参、白术、茯苓、陈皮、半夏、枳实、厚朴、麦芽、苏梗、牛膝、布渣叶），用之临证，取得显著疗效。本方以枳实消痞丸为基本方，脏虚能补，积滞能消；因当今居世，情志不遂者十居七八，肝郁气滞，木郁乘土，遂成一派肝郁脾虚之象，故合柴芍六君汤以疏肝解郁，健脾和胃，亦是通补兼施之法；并运用升降药，对苏梗、牛膝、麦芽及布渣叶取其"升清降浊、清润消导"之功。因虚致实，虚实转换，湿燥相和之理，李桂贤深以为谙，又常寓补于通泄之中，寓宣畅气机于淡渗清润之间。用药多平和中正，甘淡和中，又喜选芳香之品，取其轻灵透达之性，于和悦心脾、升清化浊、和润通降之中又予以通为补之法，大有点石成金之妙。

（四）酸有阴证　亦当温化

《黄帝内经·素问》曰："诸呕吐酸，暴注下迫，皆属于热。"故世医多以为诸吐酸病证皆从热化，实为曲解内经之谬误。李桂贤认为，细解内经切不可断章取义，当联系全文方能万全。"诸呕吐酸，暴注下迫，皆属于热"出自《素问·至真要大论篇》，此论乃是以运气概言病因，非以呕吐酸证皆为内热。考东垣吐酸之论为是，其言"《内经》之诸呕吐酸，皆属于热，此上焦受外来客邪也"。酸病阳证固多，亦有属阴者，应当细辨，李桂贤认为：酸本肝之味，脾胃虚则肝邪侮之，脾脏受肝火之侵则多阴证，胃腑受肝火之犯多属于阳，以脾脏属阴、胃腑属阳，邪气入侵脏腑最易同化，所谓同气相求！李桂贤认为，酸本属水，治酸如治水饮，治阴证之酸亦尊仲景"温药和之"之法，《素问·经脉别论》曰"饮入于胃，游溢精气，上输于脾，脾气散精，上归于肺，通调水道，下输膀胱，水精四布，五经并行"，意指水饮入胃后，先经过胃之受纳腐熟，其中的精气浮游涌溢输注于脾，通过脾气布散水精，又借肺之宣发、膀胱及肾之温阳气化输布一身之津。故李桂贤有一方治阴证酸病实有建功，名"温阳化酸汤"［桂枝尖10 g、制附子10 g（先煎）、熟地15 g、山药25 g、山茱萸10 g、茯苓15 g、白术15 g、车前子15 g、芡实15 g、薏苡仁25 g、佛手10 g、白芥子10 g］，此方合金匮肾气丸、苓桂术甘汤温阳之意，妙在健脾重于补肾，因温健脾阳则水湿自去，酸水既去，气化有常，肾水自生，肾水行于脾之中，脾气又通于胃之上，又何至于胃口之寒出于吞酸而作吐？

（五）病案举隅

患者黄某，男，42岁。2018年6月3日初诊，主诉：反酸1年余。现病史：患者于1年前无明显诱因下出现反酸、吐酸，夜间明显，伴恶心欲吐，期间中西医治疗，效果不佳。后症状加重，遂来求治，刻下症见：吞酸频作，口苦胁满，咽喉不利，时有嗳气，胃灼热不舒，口干口苦，头晕乏力，纳可寐差，小便调，大便稍烂，黏腻不爽，日行1~2次。舌质暗红，舌苔厚腻，脉象弦细。既往史：2017年3月31日外院胃镜示，①胃食管反流病（轻度）；②胃体黏膜白斑性质待查：炎症？肠化？③慢性非萎缩性出血性胃底胃窦炎（轻度）；④食管中段乳头状瘤？病理诊断：①胃体黏膜轻度慢性炎；②食管中段黏膜乳头状瘤。碳-14呼气试验（2018-5-15）：HP阴性。中医诊断：吐酸（湿热中阻）。西医诊断：胃食管反流病。治宜行气化湿，清热通降。处方：柴芍六君汤加减（治疗7剂）——柴胡10 g、白芍15 g、党参20 g、陈皮6 g、法半夏10 g、茯苓15 g、炒白术15 g、海螵蛸10 g、茵陈15 g、滑石20 g、木蝴蝶10 g、甘草6 g。2018年6月10日复诊，诉诸症好转，夜间偶有反酸嗳气，恶心欲吐，舌质暗红，舌苔薄白，脉弦细；效不更方，守上方去茵陈、滑石祛湿之剂，加竹茹安胃止呕之品，处方10剂，以期巩固。

按语：病在中焦，从肝论治。胃食管反流病主症泛酸、胃灼热、胸骨后灼痛。舌苔黄，脉弦。初起多为热证、实证、湿证，其病位在胃与食管，但其本在肝。因酸味属肝，肝郁则侮其所胜，若肝气横逆犯胃，则吞酸频作，口苦胁满；若胃火内炽，灼伤胃阴，络脉失养，则可见胃灼热。经云：治病必求于本。故治该病首先应着眼于调肝，采用柔肝法，使肝的疏泄功能恢复正常至为重要；脾胃为气机升降之枢纽，枢者门轴也，因湿为阴邪，重浊黏腻，黏滞门轴则枢转不利，气机升降失序，遂致吐酸而成胃食管反流病。故治疗之法应兼祛湿和胃，使湿邪去，气机复，病自止。方中柴胡、白芍疏肝和胃，陈皮、法半夏降逆调气，参、苓、术、草健脾益胃，茵陈、滑石清热祛湿，木蝴蝶疏肝和胃、利咽，海螵蛸固中收湿制酸，诸药合用，共奏行气化湿、清热降逆之功。

总之，胃食管反流病是一种难治性疾病，由食管下段括约肌抗反流屏障失调，酸性胃内容物反流并滞留食管，食管清除能力及食管防御能力下降引起，目前西医治疗还有许多问题未能解决，而中医在研究本病时，须拓展思路，辨病与辨证相结合，以提高临床疗效。李桂贤告诫：胃食管反流病病机终不离脾胃为本，四旁为末，湿燥相因，治宜调气和中，中病旁取，清润消导；病证相和以辨，辨酸亦有阴阳寒热之分，热者寒之，寒者温之，兼顾随症用药之法，疗效显著。气调以平，而以脾胃为本；中病旁取，执两用中，而致平和；清润消导，通补兼施，升降复而反流平。如此，可起痼疾。

七、治疗胆汁反流性胃炎的临床经验

李桂贤根据治疗胆汁反流性胃炎的多年经验，提出"气郁""火郁""湿热"为该病之标，"脾失健运""气机失调"为该病之本，治分缓急，以"疏肝和胃，开郁降逆""清化湿热，醒脾去浊""调气散火，引火下行"为法，取得较好的疗效。

胆汁反流性胃炎是由幽门括约肌功能失调或行幽门切除手术后十二指肠内容物、胆汁或胰液反流入胃内，导致胃黏膜充血、水肿、糜烂等病变的化学炎症性疾病。近几年来该病发病率呈上升趋势，为慢性胃炎中常见的类型之一。胆汁反流性胃炎属于中医"嘈杂""胃痞""胃脘痛"范畴，临床症状表现多样，如上腹部饱胀感、胃灼热、反酸、胸骨后烧灼痛、口苦、恶心、嗳气、易饥饿感等不适症状。李桂贤运用中医药治疗胆汁反流性胃炎疗效颇佳，经验颇丰，兹将其治疗胆汁反流性胃炎学术思想分析如下。

（一）疏肝和胃　开郁降逆

《朱丹溪医学全书》有言："气血冲和，万病不生，一有怫郁，诸病生焉。"临证之时，每以旧疾罹患新邪之病患多见，李桂贤于临床上非常重视饮食、气候、情志对疾病的影响，久病患者易情绪忧郁、思虑甚重，表现为胸胁胀闷、善太息、情绪不适易加重病情及对异常的检查结果过于敏感等肝郁气滞之证。《内经》云："至而不至，是为不及，所胜妄行，所生受病，所不胜乘之也。"木旺乘土，脾胃气机升降失司，胃气不降反升，胃气上逆则胃之受纳腐熟水谷失于充分，水谷本应经脾气升清化为精微蒸腾雾泽，然因脾胃气机紊乱而化为食积浊秽上冲食道。又胆汁为肝之余气，肝郁则胆汁疏泄失常，胆汁夹杂食糜随胃气经食道上逆口咽，故临床上胆汁反流性胃炎之病患多见咽喉如物梗塞，咯之难出，吞之难下，及胸骨后烧灼感、反酸、嗳气、胃灼热等诸多肝胃不和的症状。李桂贤每于处方遣药之时，不忘疏导病患心中郁结，身心同治，双管齐下。

遵木郁发之之理，舒畅阳和风木之气，临床上李桂贤对于肝气犯胃之证的胆汁反流性胃炎喜用柴胡疏肝散加减治疗。本证常表现为反酸嗳气，恶心欲吐，咽喉如物梗塞，咯之难出，吞之难下，善太息，胸胁胀闷，舌红，苔薄，脉弦。基本方：柴胡10ｇ、白芍15ｇ、茯神30ｇ、炒白术15ｇ、木蝴蝶10ｇ、乌贼骨10ｇ、紫苏梗10ｇ、牛膝15ｇ。方解：柴胡疏肝理气开郁，白芍柔肝缓肝，茯神健脾安神，炒白术健脾运脾，木蝴蝶疏肝和胃，解咽部梗堵不适，乌贼骨制酸和胃，紫苏梗取其轻清升扬之性，轻发木郁及升清，牛膝引气下行以降浊，一升一降，气机升降相因，如环无端。

加减运用：反酸尤甚者加煅牡蛎３０ｇ、煅瓦楞子15ｇ；恶心呕吐甚者加竹茹10ｇ；嗳气甚者加旋覆花10ｇ、代赭石25ｇ；情绪善忧多虑加郁金15ｇ；胃脘部胀闷甚者，加木香６ｇ、香附子15ｇ、砂仁5ｇ。柴胡苦、辛，微寒，李桂贤认为柴胡虽为疏肝解郁之佳品，但久用恐有苦辛燥阴之弊，故有时可用素馨花10ｇ代替。素馨花甘平之性，归肝经，治疗肝郁气痛尤佳，且无伤阴之弊。

（二）清化湿热　醒脾去浊

广西地处岭南潮湿之地，素体湿邪内盛，尤其是夏季，湿热明显。夫热为天之气，湿为地之气，热得湿而愈炽，湿得热而愈横。脾胃坐守中焦，五行属土，每易为湿邪困遏，运化失司，湿邪难去。浊邪上干则胸闷，胃液不升则口渴，故临床上湿热内蕴的病患除胸脘痞闷、知饥不食、头身困重、大便黏滞不畅等表现外，口干口苦为一大辨证要点。李桂贤认为，口干口苦白天为甚者，缘脾为湿困，蒙蔽清阳，清阳不升则不能上腾津液，脾不转津则口干；口干口苦夜间为甚者，缘阴分亏虚，阴不敛阳，虚热内扰，津液暗耗；口干口苦总属阴分伏热，但病机不同，方药各异。湿邪胶着难去，况湿与热搏，蒙上流下，以三焦分治，宜芳香醒脾，化湿去浊。临床上李桂贤对于湿热内蕴之证的胆汁反流性胃炎喜用新加香薷饮加减治疗，该证常表现为胸脘痞闷、饥不欲食、头身困重、口干口苦、大便黏滞不畅、舌暗苔厚腻、脉滑或细。基本方：香薷10ｇ、金银花10ｇ、连翘10ｇ、姜厚朴10ｇ、蒲公英15ｇ、车前草15ｇ、扁豆花10ｇ、葛根10ｇ、青蒿10ｇ。方解：香薷解暑化湿，实乃暑天醒脾和胃佳品；扁豆花芳香化湿，醒脾去浊；姜厚朴破气消痞除痰；蒲公英清热解毒、利湿通淋；车前草利小便，使邪有出路；金银花、连翘轻清疏散，宣发上焦，宣上焦、化中焦、利下焦，可分消湿热之邪；葛根除可升脾阳外，还可上蒸津液于口，针对湿遏脾阳之白天口干；青蒿清阴分之邪热，治夜间口干。

加减运用：若暑湿之邪偏盛，加佩兰10 g、藿香10 g，增化湿解暑之功，夜间口干口苦甚者，伏热伤及阴液，加石斛10 g、玉竹10 g，益胃生津；若大便黏腻，排便不爽，加布渣叶10 g、凤尾草10 g、煅牡蛎15 g，布渣叶、凤尾草皆为岭南道地草药，清肠道湿热效果尤佳；若湿邪久治难去，又恐燥湿伤阴之弊，加泽泻10 g。若热毒之邪盛于湿邪，可换连朴饮加减治疗。

（三）调气散火　引火下行

《李东垣医学全书》有言："夫饮食不节则胃病，胃病则气短，精神少而生大热，有时而显火上行，独燎其面。"李桂贤认为，人体气机协调，则气血健行，诸邪难生；若气机紊乱，百病奋起，故临床上非常注重气的运动协调。胆汁反流性胃炎患者易气郁化火，火性上炎，加之气机出入升降紊乱，脏腑虚实夹杂，故临床症状表现为反酸嘈杂，胃灼热，更有甚者诉面如火燎，舌尖辣热，牙龈易出血，口腔好发溃疡。此皆为气血运行失调，火邪上炎阳位，病患表现为一派内有郁热之象。

火郁发之，实乃气火失调之因，治法应调气散火，引火下行，诚如《脾胃论》所言："从下上者引而去之。"故临床上李桂贤对于气郁化火之证的胆汁反流性胃炎患者喜用丹栀逍遥散加减治疗，该证常表现为胃脘嘈杂、吞酸嗳气、胸骨后烧灼痛、多发口腔溃疡、舌尖辣热感、舌红苔薄黄、脉弦。基本方：丹皮10 g、栀子10 g、白芍10 g、柴胡6 g、茯苓10 g、炒白术10 g、木蝴蝶10 g、乌贼骨10 g、苏梗8 g、牛膝10 g、甘草6 g。方解：丹皮清热凉血，解肝经郁火；栀子清泻三焦火热；白芍敛肝滋肝阴；柴胡行气解郁，轻散火邪；茯苓、炒白术健脾实中，使土旺不受邪；木蝴蝶疏肝和胃；乌贼骨制酸和胃；苏梗与牛膝，一升一降，协调气机，且牛膝引火下行；甘草调和诸药。

加减运用：若牙龈出血甚者，加藕节20 g止血；若火郁扰神，改茯苓为茯神30 g、酸枣仁15 g、夜交藤15 g；若口腔溃疡严重者，加青蒿10 g，并嘱患者取吴茱萸粉与陈醋、蜂蜜调和做成敷贴，于每晚临睡前贴双足涌泉穴；吴茱萸入肝肾脾胃经，取仲景吴茱萸汤引肝经浊邪下行之意，此法可引火下行，则口腔虚火回归其位，临床上疗效确切如胃虚火旺明显，则用玉女煎加减治疗。

（四）病案举隅

患者韦某，男性，41岁，因"胃脘部胀闷5月余"于2017年3月25日就诊。刻下：胃脘部胀闷，伴辣热烧灼感，餐前饥饿时明显，反酸嗳气，口干口苦，以白日为甚，晨起时有恶心欲吐感，咽部异物感，纳可，寐差，二便失调；舌红，苔薄白，脉细数。电子胃镜提示：胆汁反流性胃炎。西医诊断：胆汁反流性胃炎。中医诊断：胃痞—肝胃郁热证。治以疏肝清热，和胃降逆为法，处方丹栀逍遥散加减：柴胡6 g、丹皮15 g、栀子10 g、炒白术10 g、白芍15 g、乌贼骨10 g、木香5 g、砂仁6 g、香附子15 g、浙贝15 g、代赭石25 g、竹茹10 g、葛根15 g、青蒿10 g、茯神25 g、木蝴蝶10 g。7剂，每日1剂，水煎服。并嘱患者注意饮食调理，避免辛辣、油腻、煎炸、生冷饮食，宜清淡饮食，畅情志。2017年4月1日二诊，患者自诉胃脘部胀闷及烧灼感明显减轻，反酸嗳气减少，时有口干口苦，无晨起恶心感，咽部仍有不适，睡眠改善，纳可，二便调。舌红，苔薄白，脉细数。二诊方药守前方加减，去竹茹加旋覆花10 g，以加强理气降逆之效。10剂，每日1剂，水煎服。2017年4月11日三诊，患者诉胃脘部无明显胀闷感，时有轻微烧灼感，无嗳气，仍有反酸，无明显口干口苦，咽部不适减轻，纳寐可，二便调。舌淡红，苔薄白，脉细。三诊方药守前方加减，去青蒿加煅瓦楞子、煅牡蛎加强制酸和胃之效。15剂，每日1剂，水煎服。2017年10月15日，患者复诊诉4月服用中药后无明显症状，遂停药。此次复查胃镜提示：慢性浅表性胃窦炎。未见胆汁反流，病情告愈。

患者就诊以胃脘部胀闷为主要不适症状，又伴辣热烧灼感，舌红，苔薄白，脉细数，为一派肝胃郁热之象，晨起恶心，咽部异物感为肝气郁结，肝气犯胃而胃气上逆表现，气有余便是火，肝胃郁而化热，故口干口苦。李桂贤守丹栀逍遥散疏肝清热、和胃降逆、调气和中之意，君药丹皮、栀子善于清化郁热；柴胡用量宜轻，轻解肝郁；木香、砂仁、香附子配合既可理气活血解郁，又可化湿和胃，为防辛香耗气，故用量宜轻；浙贝、代赭石对胆汁逆流起到制酸和胃功效，用量宜重；竹茹降逆止呕；葛根、青蒿消胃肠之湿热，青蒿又能使阴分伏热透达外散；木蝴蝶疏肝利咽。全方共奏疏肝和胃、清热降逆之功。患者服药后诉症状明显好转，故后续守方加减。

综上所述，胆汁反流性胃炎的病理因素不离"气火""湿热"之邪，脏腑涉及肝胆、脾胃、心肾，治疗不离"调气祛邪"，或清化、或导下、或调和、或轻发。李桂贤于临证中权衡缓急，治有先后，紧扣病机，以平为期，用药精准且善用广西本地特色药材，屡起沉疴。

八、治疗功能性消化不良临床经验

功能性消化不良属脾胃病科最为常见疾病之一，主要临床症状为餐后腹胀、嗳气、上腹部疼痛等，属于中医"胃脘痛""痞满"等范畴。临床上，中医药在治疗功能性消化不良方面具有优势。现就李桂贤对于功能性消化不良的诊治以及遣方用药经验进行分享和总结。

（一）纳运相济　升降相因

李桂贤认为，脾胃系统疾病多由外感六淫、七情内伤、饮食不节、劳逸失度导致脾升胃降的功能失调而引起。《难经·四十九难》言："饮食劳倦则伤脾。"脾与胃者，同居中焦，以膜相连。脾主运化，胃主受纳，二者共司饮食水谷的消化、吸收与输布。脾主升，以升为健，胃主降，以降为和，脾胃之间，纳运相济，升降相因。《灵枢·营卫生会》曰："中焦者，脾胃也，脾胃是后天之本，生化之源，升降之枢。"若脾失健运、胃不受纳，升降无序，影响对食物的消化吸收功能，清浊不分、食滞湿停，则出现上腹部胀闷或伴疼痛、食少纳呆；若胃不降浊反而上逆，则出现恶心呕吐、嗳气频频，如《素问·阴阳应象大论》所言："浊气在上则生䐜胀。"若忧思郁怒，肝气郁结，横犯脾胃，则出现胃脘满闷不舒或伴疼痛；或暴怒以致肝气升发太过，胃随气逆，则出现呃逆、呕吐、嗳气。如《景岳全书》中言："气暴伤，肝气未平而痞。"另《血证论》中所言："木之性主于疏泄，食气入胃，全赖肝木之气以疏泄之，而水谷乃化。"功能性胃肠病的发生与肝、脾功能失调关系最为密切，病机常见本虚标实，虚实夹杂。

（二）疏肝解郁　理脾行滞

情志不畅、饮食不节致肝气不舒，肝气横克脾胃，而见脾不升清，胃不降浊，气机阻滞逆乱而见上腹部胀满、疼痛、纳呆、嗳气等。治法宜疏肝解郁，调畅气机，使肝气得疏，脾胃得以运化，通降中焦蕴结之浊。常用逍遥散加减，加减后药用柴胡8 g、白芍15 g、当归10 g、白术15 g、延胡索10 g、茯苓15 g、党参10 g、生姜8 g、炙甘草5 g。方中柴胡疏肝气，解肝郁，白芍、当归养血柔肝，茯苓化痰浊，白术燥湿补脾运脾、温运脾阳，党参、炙甘草健脾益气，延胡索活血散瘀、理气止痛，佐以生姜以降上逆之胃气。功能性消化不良常常导致胃肠排空时间延长，饮食积滞，若见嗳气过多、纳呆、吞酸等症状较甚者，加焦三仙各15 g，莱菔子15 g，以行气消积。脾失于运化，易导致水湿内停，若兼见心下逆满、小便不利、痰涎过多等症状，加桂枝15 g以通阳化饮。

（三）辛开苦降　寒热并调

饮食不慎，过食煎炸油腻、辛辣刺激之物，损伤脾胃内生痰湿，郁久化热，或慢性胃炎治疗过程中失治、误治等原因可导致寒热错杂、虚实夹杂。治宜辛开苦降、补泄同施、寒热并调之法，常用半夏泻心汤加减。《伤寒论》谓："但满而不痛者，此为痞，柴胡不中与之，宜半夏泻心汤。"加减后药用党参15 g、甘草10 g、黄芩10 g、黄连5 g、干姜10 g、半夏15 g、乌药10 g、白芍30 g、百合30 g。方中党参、甘草益气补脾和中，干姜温中焦之寒、温运脾阳，半夏温燥痰湿、降逆和胃、散结除痞，黄芩、黄连苦寒清热燥湿、消郁结上焦之热；百合润降通利，能清胃中郁热、消胀除满，乌药能于气中和血行血而不耗气伤血；白芍、甘草酸甘化阴，柔肝缓急，和营止痛。寒热错杂，症候表现常常偏于寒热其中一方，若偏于热者，可加蒲公英20 g、麦冬15 g，以清热育阴。偏于寒者，可酌情加用干姜量15～25 g，以增强温中之力。

（四）调气和中　理血补虚

脾为后天之本，气血生化之源。是故脾胃失和，升降失序，气血乏源，百病诸起，即李东垣所谓"百病皆由脾胃衰而生也"，气血生化与气机升降亦是相辅相成。气血支持、供养着脾胃及其全身的气机升降运动，而脾胃的升降运动又促进运化水谷以产生气血。李桂贤有感于此，告诫学生：调补气血勿忘升降气机，升降气机务必兼顾气血，此调和造化之机，调气不伤正，和血不滞碍，是为调气和中。常用柴芍六君汤加减，药用党参15 g、炒白术15 g、炒白芍15 g、柴胡10 g、茯苓15 g、陈皮6 g、姜半夏10 g、炙甘草10 g。方中党参以益气健脾；炒白术性温，味甘平，气微香为脾胃要药，兼补肝肾，有补脾，益胃，燥湿，和中之功；炒白芍苦、酸，微寒，归肝、脾经，功能主治平肝止痛，养血调经，敛阴止汗。二者一酸一甘，酸甘则化为津液、营血，共用则使脾气健运，气血生化有源。因情志不遂引起者则合用柴胡疏肝散加入合欢皮、郁金之类；大便溏烂者则合用逍遥散加两广道地药材布渣叶清利湿热、消食化滞，煅牡蛎收敛固涩；气郁化热伤津者则合用丹栀逍遥散加入葛根、天花粉等益胃生津之品；因饮食所伤引起者则合用焦三仙消食化滞；胃阴不足者加麦冬、生地、玄参、玉竹甚或玉女煎之类养阴生津。

九、运用柴芍六君汤的临床经验

李桂贤临证时总以顾护脾胃，重视气机升降为要。柴芍六君汤原为主治慢惊风之方，具有健脾益气、调和肝脾之功。经过李桂贤在原方基础上或化裁，或以此方为基础合用他方，将之广泛应用于消化系统、呼吸系统、内分泌系统、妇科、神经系统疾病，往往收效良好。现就李桂贤对本方的辨证论治，遣方用药经验进行论述。

（一）精究方药　通今贯古

柴芍六君汤出自《医宗金鉴》卷五十一，柴芍六君汤主治慢惊风，"慢惊夹热或夹痰……白丸柴芍六君煎"。细析本方实为四逆散和六君子汤加减化裁而成，四逆散有调和肝脾、疏肝理脾、透邪解郁的功效，四君子汤有益气健脾、燥湿化痰的功用。可得出柴芍六君汤不仅可用于治疗慢惊风，而且对于脾胃虚弱、肝脾失调、痰湿内阻、七情内伤、邪气闭阻引起的疾病也有治疗作用。

《黄帝内经·素问·六微旨大论》云"出入废，则神机化灭；升降息，则气立孤危。故非出入，则无以生、长、壮、老、已；非升降，则无以生、长、化、收、藏"。《脾胃论》云"内伤脾胃，百病由生"。因此李桂贤在临证中十分重视气机以及脾胃的作用。李桂贤常用柴芍六君汤的剂量及加减如下：太子参15 g、炒白术15 g、炒白芍15 g、柴胡10 g、茯苓15 g、陈皮6 g、姜半夏10 g、炙甘草10 g。李桂贤原方中祛风定惊的钩藤不用；易原方中的人参为太子参，缘由广西地处西南，气候炎热，火邪易耗气伤阴，因此代以甘苦，微寒的太子参以益气健脾，生津润肺；方中的炒白术性温质浓，味甘平，气微香为脾胃要药，兼补肝肾，有补脾、益胃、燥湿、和中、安胎之功；炒白芍苦、酸，微寒，归肝、脾经，功能主治平肝止痛，养血调经，敛阴止汗。二者一酸一甘，酸甘则化为津液、营血，共用则使脾气健运，气血生化有源，有防病祛病之功。《本草新编》云"柴胡，味苦，气平，微寒。气味俱轻，升而不降，阳中阴也；半夏，味辛、微苦，气平，生寒，熟温，沉而降，阴中阳也"。二者合用阴阳相济，升降相因，使阴阳调和，气机升降有序。方中茯苓入脾、肺经，与白术配伍则健脾之力倍增，另有淡渗利湿、宁心安神之功。陈皮理气宽中，健脾和胃，燥湿化痰，更能顺气以化食饮，此方之参、术、柴胡未免尽助阳补气，恐过补则壅塞，得陈皮，以分消于其间，则补而不滞，亦使气机调畅。炙甘草补脾和胃，益气复脉。综观全方燥湿相济，升降相因共奏调和阴阳，通利气机，健运脾胃，宁心安神之功。

李桂贤及其学术传承团队近年来通过大量的临床经验以及动物实验证明柴芍六君汤对溃疡性结肠炎、胆汁反流性胃炎、功能性消化不良、抑郁症的治疗均具有良好疗效，在临床上李桂贤还将此方广泛应用于消化、呼吸、心脑血管、内分泌系统及良、恶性肿瘤的治疗中。

（二）灵活运用　随证治之

1.消化系统疾病

溃疡性结肠炎　本病属中医"腹痛""滞下""肠澼""痢疾""泄泻"等范畴。李桂贤认为本病病位在脾、胃、大肠，为本虚标实，寒热错杂之症。其中脾胃虚弱为本，湿热内蕴为标，气滞血瘀贯穿疾病始终。李桂贤在治疗上于柴芍六君子汤中加入白花蛇舌草、半枝莲、凤尾草等以清热利湿止泻。常在方中加丹参、郁金、花蕊石、香附子、木香、陈皮等理气行血之品寓"行血则便脓自愈，调气则后重自除"之意。全方共奏理气健脾、疏肝解郁、活血化瘀、清热利湿止泻之功。因柴芍六君汤有健脾益气、调理气血之功，且药性平和故可应用于溃疡性结肠炎的各个病理阶段。

慢性胃炎　本病分慢性萎缩性及慢性非萎缩性，两者运用西医治疗效果均欠佳，病情易反复，给患者带来很大的痛苦及经济压力，李桂贤以健脾益胃、宣畅气机为法，方选柴芍六君子汤加减治疗，可有效防止病情反复。临证加减，寒邪重者加厚朴、肉桂以助散寒理气止痛；兼表证则以苏叶、防风疏风散寒；食滞则加神曲、鸡内金、莱菔子等。调气常用药为香附子、砂仁、木香行气止痛。

慢性糜烂性胃炎 本病属中医"胃脘痛""胃痞"范畴，其病机多为肝郁气滞、脾胃失运加之湿热之邪内蕴引起，临证中如湿热重则合用连朴饮；气滞甚者酌加香附子、陈皮、木香之品，"气为血之帅"气行则血行；偏于寒湿者则可合用胃苓汤，不拘何证用海螵蛸、浙贝、煅瓦楞子、煅牡蛎等制酸止痛、软坚散结之品均可应用。

功能性消化不良 李桂贤认为，本病由情志失调、饮食不节或药物所伤导致中焦气机阻滞，脾胃升降失职引起。其治疗原则为调理脾胃气机，行气除胀。临床上可在本方基础上加减，因情志不遂引起者则合用柴胡疏肝散加入合欢皮、郁金之类，大便溏烂者则合用逍遥散加两广道地药材布渣叶清利湿热、消食化滞，煅牡蛎收敛固涩，气郁化热伤津者则合用丹栀逍遥散加葛根、天花粉等益胃生津之品；因饮食所伤引起者则合用焦三仙消食化滞；胃阴不足者加麦冬、生地、玄参、玉竹甚或玉女煎之类。

肠易激综合征 本病是受消化道、精神状态、肠腔等因素影响的消化道最常见的功能紊乱现象。本病病机为肝失疏泄，脾胃升降失调，脏腑气机不利，肠腑传导失司所致。李桂贤治疗本病常于柴芍六君子汤中加丹参、郁金行气活血以助柴芍疏肝解郁，行气之功；加合欢皮以畅其情志。便秘型常合用麻仁丸、六磨汤以行气润肠导滞；腹泻型则用痛泻要方。如长期泄泻久则伤及肾阳，以致"火不暖土"者，也可酌加四神丸、右归丸。

胃癌手术及放化疗术后 此类患者由于疾病本身或者手术直接损伤，理化因素对脾胃的损害导致患者受损。其症状常为厌食、腹胀、体重减轻、极度疲劳等，治疗上当以健脾益气、舒肝和胃为基本大法，常选柴芍六君子汤加减，此类患者以阴虚者最为常见，常用太子参、生地、玄参、麦冬等养阴润燥；如阳虚者加肉桂、丁香；气虚甚者用党参、黄芪、淮山；食滞者可予保和丸成药与汤剂同服；湿阻者选香薷散、藿香正气散合用，其效如桴鼓。

难治性胃食管反流病 此病经由规范的西医治疗后其症状常能得到缓解，但研究证明难治性胃食管反流病在给予质子泵抑制剂的同时，应用抗焦虑、抗抑郁药物促进患者的治愈，许多患者因担心PPI类以及精神类药物带来的副作用而不愿意接受治疗，或已反复就诊于西医难以根治，因此寻求中医治疗。李桂贤认为本病属中医学"胃脘痛""吐酸""反酸""痞满"范畴。

《寿世保元·吞酸》云"夫酸者，肝木之味也，由火盛制金，不能平木，则肝木自盛，故为酸也"，可见吐酸与肝有关。《证治汇补·吞酸》云"大凡积滞中焦，久郁成热，则木从火化，因而作酸者，酸之热也"，说明吐酸与热和脾胃有关。因此，李桂贤认为本病病位在脾、胃、肝，与热相关。临证以疏肝健脾、和胃降逆、清热化痰为法，方选柴芍六君子汤合乌贝散加减。方中浙贝母清热化痰，兼具抑酸止痛之功；海螵蛸制酸止痛，加之其性沉降可降胃气；如见化热之症则加黄连、丹皮、栀子清上中焦之热则诸症自平。

耐药幽门螺杆菌感染性胃炎　李桂贤在治疗此病时往往在西药灭菌方案上用此方加减，HP的根除率得到了极大程度的提高。李桂贤认为本病以脾胃虚弱为本，湿热中阻为标，因此临证常于柴芍六君子汤中加入黄连、厚朴、薏苡仁、茵陈等清利湿热之品往往取得良好疗效。

2.肝胆疾病

脂肪肝　该病之患者常因胁下胀闷、隐痛不适或厌食油腻来诊，其人多形体肥胖，朱丹溪有言"肥白人多痰湿"，因此其基本病机为木郁土壅，痰湿内阻。治宜疏肝健脾，行气化湿。李桂贤选柴芍六君子汤中加连翘、半夏、夏枯草等软坚散结之品。再酌因食滞、气滞化火、痰湿内阻之不同或相兼而选焦三仙或丹皮、栀子、蒲公英等清热之品，或二陈、平胃散之类，往往可获得良好疗效。

慢性胆囊炎　该病以右胁胀满、疼痛，恶心欲吐，口干口苦为主症，属中医"胁痛"范畴。李桂贤认为此由肝郁脾虚引起，治宜疏肝利胆。肝属春木之脏，喜调达而恶抑郁因此用药总以轻灵、升发为主，常选柴芍六君子汤加香附子、枳壳、砂仁、木香等行气化湿之药。如胁痛甚者可加入川楝子则疏肝、行气止痛之力倍增；年老体弱者肝脏不耐攻伐者，应以性平且具"生发之气"之生麦芽代川楝子以纾解肝郁，调达肝气。此处只可用生麦芽而不能用炒麦芽代替，因为"生麦芽舒肝理脾和胃，炒麦芽行气健脾回乳消胀"。如有腹部彩超提示有"胆囊结石"者可加大白芍、甘草用量，白芍可舒筋即西医之"减轻平滑肌痉挛"；甘草味甘，甘能缓急，且现代药理研究证明甘草有解痉、抗炎、护肝等作用。两种药要发挥解痉的作用剂量需40～50 g。酌情加三金排石汤可促进结石的排出以祛病因。

3.呼吸系统疾病

反复性呼吸道感染 两广地处岭南，气候变幻无常，在气候变化时老年人及儿童极易因感受风、寒、湿、热之邪而反复出现咳嗽咳痰、头晕头痛、鼻塞流涕等症状。李桂贤治疗此类疾病总以顾护脾胃为本，四诊以舌诊为要。其舌淡、苔白者常合用荆防败毒散以调和营卫，疏风散寒；舌淡、苔白厚者在夏则应合用香薷散、藿香正气散之类；舌红，苔黄厚，则选连朴饮、甘露消毒丹以清热化湿；舌暗红，苔少，脉弦细者，证属阴虚则宜合玉女煎、一贯煎；其人虚劳烦躁，身热口干者则易柴胡为银柴胡并加大用量，以透解郁热。临证时因两广气候以湿热为主未免虚虚实实之戒，其人虽恶寒甚者亦不可过用辛热、滋腻留邪之品。《黄帝内经·素问·评热病论》云"邪之所凑，其气必虚"，不论何人、何时感受外邪总应重视详辨其有无气虚，虚则应实气血津液化生之源，即补养脘胃，正能胜邪则诸症自平。

4.内分泌系统

糖尿病胃轻瘫 该病按症状而言虽属中医"痞满""腹胀""呕吐"的范畴，但因该病病程长且有"阴虚""燥热"之病机存下，故治疗原则和方法与之略有出入。李桂贤认为对本病治疗：①顾护脾胃，因"脾胃为气血生化之源"脾胃化生的水谷精微为气血津液之源。②无论肺胃肾三脏及气血阴阳亏虚如何，清热、润燥、养阴皆宜缓缓图之，不可峻行攻伐、大进滋腻之品以防脾胃及气血津液进一步损伤。③对该病应遵"久病多瘀"之意，往往在方药内加少许活血药其效甚捷。李桂贤治疗本病常选柴芍六君汤为底，早饱、厌食明显者喜用莱菔子及焦三仙；反酸甚者加乌贼骨、煅牡蛎；上腹饱胀者常加香附子、砂仁、木香等行气之品；恶心呕吐者则用姜竹茹以清热、化痰、止吐；病患面色晦暗、嘴唇色暗者，加花蕊石、丹参饮以活血通络，效果甚佳。

5.妇科疾病

更年期综合征 也称围绝经期综合征，是由妇女卵巢功能消退直至完全消失而引起的自主神经功能失调的症候，属祖国医学中"郁证"脏燥范畴。中医理论认为："七七任脉虚，太冲脉衰少，天癸绝，地道不通，故无子。"女子以"肝为先天""肾为本"，女子年老肾精亏虚导致心肝失养，血不养心藏神，累及肝腑、气血、阴阳失调而成。柴芍六君子汤疏肝健脾，补后天而实先天，因此对本病的治疗具有良好的疗效。症见多虑及注意力难集中、情绪不稳定、烦躁、抑郁、失眠、易激动者用合欢皮、香附子、郁金、佛手等行气开郁，柏子仁、远志、酸枣仁等养心安神；潮热、汗出者则易柴胡为银柴胡以清热除蒸，辨其详情酌加丹皮清血热、蒲公英消胃热、青蒿清肝胆湿热；乏力、头晕多由脾气及肾气虚引起，以二至丸补益肝肾，滋阴止血。李桂贤在治疗本病时如夫妻相伴来诊者还会对其夫妻双方进行耐心的谈话劝导、疏通郁结，亦称"话疗"，因此往往在病患出诊室时其病已去十之二三，加之汤药往往能明显缓解患者症状。

更年期妇女灼口综合征 是以舌部为主要发病部位，以舌感觉异常或口腔黏膜感觉异常、刺痛感、烧灼感为主要表现的一组综合征，在更年期或绝经期妇女中发病率较高。李桂贤认为本病病机是肝胃虚火上攻，引起口腔局部气血不调而致。治疗当以调和肝脾、透解虚火为法，于柴芍六君汤中加青蒿、葛根以清热生津；伴见口疮者加清热解毒、敛疮生肌的毛冬青，并与吴茱萸散敷双侧涌泉以引虚火下行；口中黏腻者宜用扁豆花、佩兰、厚朴化湿祛浊；其人舌红苔黄厚者合用连朴饮更宜。

6.神经系统疾病

抑郁症 该病属中医"郁证"范畴，是由于情志不畅，肝气郁结，继而引起五脏气机失调所致，其病位在肝、脾、心三脏，倘若郁久化火伤阴血，久则及于肾。李桂贤用柴芍六君子汤，起抑木扶土、行气健脾和胃的功效。若气郁化火不甚者反见午后低热心烦口干者易柴胡为银柴胡，再加地骨皮、青蒿以透解郁热；热甚者加胡黄连、黄柏等清郁热；化火伤阴者则可合用玉女煎以滋阴清热。

睡眠障碍 是临床常见病，以睡觉时间短、睡眠深度不够，不能消除疲劳恢复精力体力为主要症状的病症，属中医"不寐"范畴。《素问·逆调论》云"胃不和则卧不安"。李桂贤认为"胃不和"以致"卧不安"，可分为虚、实两类：虚者因气血生化乏源、胃阴亏虚等因素所致，实者则由痰火、饮食等因素所致。临床常见虚实夹杂，多属肝胃不和，脾胃虚弱。治当平肝和胃、健脾益气。肝阳上亢者加生龙齿、生牡蛎、夜交藤、杭菊花；心血不足者加酸枣仁、柏子仁、益智仁；阳虚者酌加淫羊藿、补骨脂、杜仲、牛膝；阴虚者加太子参、麦冬、石斛、生地黄；肝气郁滞者加香附子、郁金、川楝子、延胡索；痰浊内停者加竹茹、石菖蒲等；瘀血阻滞者加当归尾、丹参、川芎、赤芍。李桂贤治疗失眠常用合欢皮、夜交藤、远志、琥珀四味药，其区别在于合欢皮性平不拘何证均可应用；夜交藤味微苦涩用于热证尤宜；远志苦、辛、温，用于兼见湿浊者；琥珀与茯苓皆自松出，茯苓生成于阴，琥珀生于阳，两者皆能安定神志，琥珀还能安魂魄，消瘀血，通五淋。适用于面色黧黑，口唇、舌体、指甲青紫色暗或小便不利等症。

（三）顾护脾胃　调和肝脾

李桂贤对于此方的应用绝不是将其视为能治百病的"万金油"，而是在辨证论治的基础上认为患者有脾胃虚弱、气机失调、气滞血瘀、情志内伤等病机，在"观其脉证，知犯何逆"以及"治病必求于本"思想的指导下应用的。综观李桂贤用药的特点：第一，顾护脾胃。《脾胃论》云"内伤脾胃，百病由生"，因此脾胃在防病祛病的过程中有重要作用。李桂贤用药极少用苦寒、辛热燥烈之品，病情需要用亦"衰其大半而止"以防药物所伤。第二，调和肝脾、重视气机。现代社会生活方式的改变和疾病本身以及疾病发展衍生所带来的病理变化极易影响肝的疏泄功能，从而影响气机的升降出入。因此李桂贤之方药常见升阳之柴胡，重镇降逆之代赭石，辛散之半夏，理气之香附子、木香。第三，依脏腑特性，分而治之。《素问·五脏别论》云五脏特性为"藏精气而不泻也""藏而不泄"，六腑的特性为"实而不能满""泻而不藏"。因此在治疗五脏疾病时应尽量避免攻伐，如心火旺盛则泄小肠之火引热归于小便，肝郁则达之，勿伐肝木。在论治六腑疾病时宜动不宜滞，功在走而不守，以通为用，以降为顺。应时刻注意患者大便情况，如见便秘则应辨证论治以通其肠腑，便溏则因势利导使湿热随大便而去。第四，调气和中，调畅情志。李桂贤在治疗疾病时不仅在用药上注意畅其情志，安其五脏，而且重视和患者的沟通，因此在患者出诊室时往往雨过天晴，其疾已有渐愈之征。

十、治疗"阴虚怕冷"病证的临床经验

从《内经》亢害承制理论深入剖析阴虚怕冷的病机，并以历代经典论著为依据，结合临床医案，对李桂贤论治阴虚怕冷证型学术思想展开讨论。李桂贤根据多年的临床经验，提出阴虚怕冷在病机演变过程中终不离乎脾肾之

本、营卫之标、精气相生的观点，符合本病证的发生及转归特点，以"填精益髓""滋脾肾阴""和营透热""调气和卫"治疗本证的经验，临床上取得较好的疗效。李桂贤首创论治阴虚怕冷证型学术思想和成功经验值得推广，对于医师在临床上辨识真假症候具有重要意义。

阴阳五行，参伍错杂，互相为用，阳虚恶寒，阴虚发热，乃常理也，众人悉知。然细思历代明医，回骸起死，祛邪愈疾，非曰生而知之，必也祖述前贤之经，探微索隐，得其旨趣。李桂贤法古参今，发前人之未发，率先提出阴虚怕冷发生转归在卫气，根本在脾肾精亏，治以"填精益髓""滋脾肾阴""和营透热""调气和卫"为法，运用于疑难杂症，每获奇效，无不惊叹。

（一）亢害承制　火极似水

《素问·六微旨大论》云："亢则害，承乃制，制则生化。外列盛衰，害则败乱，生化大病。"可见凡有偏胜则必有偏衰，使强无所制，则乖乱日甚。亢害承制实乃自然界维持生态平衡的自稳调节现象，于人则为机体通过生克制化规律达到五脏和谐、六腑通顺，实现正常生理活动的反应。亢害承制是五运六气中的一个重要理论，自然界五运六气能够循环不息、生化有度全是依赖运气之间的制化作用。

自《内经》首倡亢害承制理论后，历代医家在继承的基础上均有所发挥，而以易水学派开山祖师刘完素阐发为详。刘河间在《素问玄机原病式》中从"亢极反兼胜己之化"角度对亢害承制理论进行了更为详尽的解释和阐述，他认为"所谓木极似金，金极似火，火极似水，水极似土，土极似木者也"。其中火极似水结合经文"寒极生热，热极生寒"其意自现，故经云："亢则害，承乃制。是谓己亢过极反兼胜己之化也。"刘又举例说明："病热过极而反出五液，或为战栗而寒，反兼水化制之也。"对于《素问玄机原病式·寒类》论述的火热病证，刘氏再三强调必须注意"火极似水"病候的辨识，如"利色黑，亦言为热者，由火热过极，则反兼水化制之，故色黑"。火极似水，何以明之？《证治汇补》有载："要知上升之气，自肝而出，中挟相火，自觉冷者，非真冷也，乃火极似水耳。"诸此立论，无不揭示脏腑寒热虚实，盛衰之亢极，反兼胜己之化，阴精虚甚，相火亢盛，火极似水，故自觉冷。而李桂贤认为阴虚怕冷离不开先天之本肾和后天之本脾胃，脾肾阴精亏虚，阴无以敛阳，火极似水，故言怕冷。何以论治，兹论如下。

（二）填精益髓　补肾育阴

《素问·逆调论》曰："肾者水也，而生于骨，骨不生则髓不能满，故寒甚至骨也。"从经文可知，肾精不足，骨髓不充，会致寒生。这里可以引用《周慎斋医学全书》所言来译理经文，"有身体常常恶寒者，盖肾藏精而属水，水涸不能制火，则火燔灼其阴，以致阴虚火动而恶寒，非真恶寒也。盖火极似水，故身中惆懒，觉乎洒淅有似恶寒之状，但日夜无度，静而或作，动而益觉其虚，若神思少息，略得一静，火即潜伏，遇暖而寒即解矣"。周慎斋在继承前人的基础上，提出阴虚恶寒非真恶寒也，乃阴虚之怕冷也。火之禀性，静能退藏，动而亢上，不拘五脏六腑十二经中，动皆属火。周慎斋又提出解决此怕冷之症的方法在于："当恬憺虚无，镇之以静，使道心常为一身之主，而人心听命焉。彼诸火者，将寂然不动，故患者养神片刻或遇暖而寒即解也。"此法又与老子之言"致虚极，守静笃……归根曰静，静曰复命"契合。何为归根，归根是一种决然之静，又是一种超然之无，陈腐在静中消亡，新生在静中萌芽，所谓无极生太极是也。归根在于恢复生命的本源，生命的本源就是一种静态，经云"动则生阳、静则神藏""心者，生之本也，为五脏六腑之大主，又心主神明"，所以可知当人的机体伤动到了肾精（肾者，主蛰守位），也就没有所谓的"守静笃"，经云"精能食气"，当肾精亏虚，精就不能化气，气无以周身温煦故而发冷。

火之性不同，在心者为尊，主宰一身，谓之君火；在肾肝者，感心而动，代君行令，谓之相火。元代医家认为相火生于命门之火，上寄于心包络，下寄于肾。朱丹溪则认为相火藏于肝肾，为生命之根。当肝肾阴虚，不能涵养寄居肝肾的阳火以致相火妄动，《格致余论》有"肝肾之阴，悉具相火，人而同乎天也"是为印证；经云："君火以明，相火以位。"明者，君政以仁，即《论语》所说的"仁者静"之意。火应离卦，内阴外阳。火之为物，静则退藏。肾主蛰守位，肾者主水，在卦为坎，古时称坎中一阳为真阳，真龙也，然当肾精亏损，失于濡养，水浅龙现，相火亢上，火极似水，此乃阴虚怕冷之证。李桂贤言："此为阴虚怕冷之一证，乃伤及肾精，肾精亏损，水不涵木，一而肝肾相火妄动亢盛，二而精不化气，气失温煦，火极似水而形成一派水火两重天之假象，即发热发冷兼而有之，治之当填精益髓，滋养肾阴，使精足而能化气则冷自除，切忌补气温阳。"《证治汇补》说的"气从涌泉穴起者，虚之甚也。要知上升之气，自肝而出，中挟相火，自觉冷者，非真冷也，乃火极似水耳"，是为应证。李中梓言"乙癸同源"，即补肾所以补肝，故降妄动相火，除此邪热又重在滋肾育阴，此乃治病求本之法。

（三）滋养脾阴　求后天本

《素问·生气通天论》中有"脾气不濡"的提法；《难经》中有"血主濡之"，濡为滋养润泽之意，泛指阴血，实指脾阴。脾阴的生理功能主要表现在运化濡养、统血和制约阳热等方面，唐容川更是提出脾阴能主运化之论。基于"脾阴主运化"之说，李桂贤有告："阴虚怕冷之二证，乃脾阴亏虚，水谷不化，卫气乏源者也。"何以知之，《素问·痹论》有言："卫者，水谷之悍气也。"又卫气者，所以温分肉、充皮肤、肥腠理、司开合者也。故卫气生于水谷，源于脾胃，卫外温煦之功可知矣。然李东垣后，重脾胃者，但知宜补脾阳，而不知滋养脾阴，李桂贤则认为"脾阳不足水谷固不化，脾阴不足水谷亦有不化也"。因脾为阴土，主司人体运化功能，能影响人体升与降、燥与湿，故脾阴不足，水谷不化，脾失散精，精微不生，遂卫气生化乏源（卫气生于水谷，源于脾胃），在表稍少，故言怕冷。经云"脾为卫"是印证。又或脾阴虚由积郁忧思，内伤劳倦者所起，脾阴虚不能伏火，导致虚火妄动，消烁阴精，暗耗精血，脾损及肾，水不涵木，肝肾相火妄动亢盛，火极似水，阴虚怕冷是也。

经云："阳者，卫外而为固也。"《灵枢·五癃津液别论》曰："脾为之卫，肾为之主外。"认为肾阳为诸阳之本，肾为气之根，卫主外可以是肾主外的具体表现。可见脾肾二脏与卫外、温煦机体的功能密切相关，当伤及脾肾阴精，阴虚极而无以化气温煦机体故而发冷。肾为先天之本，脾为后天之本，治疗时常须脾肾同调，补肾不忘益脾，补脾不忘固肾，然后天易养而先天难求，故以滋养脾阴为主，求后天本，以资先天。正与丹溪之论"补肾不若补脾，脾得健则易化而食味进，下虽暂虚，亦可稍回"（《格致余论》）所合。

（四）调气和卫　和营透热

上段以明，相火亢盛，火极似水，热极生寒，或脾阴亏损，卫气乏源，皆可致阴虚怕冷，脾肾阴亏可知。何以知之？一者因肾者主水，先天之本受五脏六腑之精而藏之，肝肾同源，即当伤及肾之真阴，亦可牵涉肝阴，肝肾阴亏，阴虚生风。《素问·疟论》曰"风无常府，卫气之所应，必开其腠理，邪气之所合，则其府也"，风善行数变无一定之处，风邪在身，卫气必伏之，故卫气随风邪而有出入；《灵枢·本脏》道"卫气和则分肉解利，皮肤调柔，腠理致密矣"，卫气入行于里而外连于表，具有温煦机体的作用。阴虚则内生风邪，卫气必入里伏其风邪，在表则卫阳稍少，故周身有洒淅怕冷之状；又肾水亏极，水涸不能制火，火极似水，故身中困懒有似睡意，及睡则卫气稍行于里，然神思少息或予衣被，怕冷即除。《临证指南医案·卷六·疟》有道："阳陷入阴者，乃下焦阴气不足。气机升降失常，降多升少，阳陷入阴。"由此可知，下焦的真阴损伤会导致卫外之阳气内陷，此则卫气在半表半里之间也，其本为肾精亏损可知。二者脾阴亏损，卫气乏源，在表不充，故阴虚怕冷为卫气在表不及可知矣。

《灵枢·本神》曰："五脏主藏精者也，不可伤，伤则失守而阴虚；阴虚则无气，无气则死矣。"阴精亏损到极限，可以出现寒热两端的现象，即发热和怕冷的矛盾体。李桂贤告诫："阴虚怕冷的机制在于脾肾阴精的亏损，阴精不足则无以化气，气在表不及而失于温煦故言怕冷，阴精虚极而火旺，故人一身怕冷发热兼而有之，且发热之程度远大于怕冷，若以外感或热证论治，则犯虚虚实实之戒，学者不可不知。"李桂贤据此病机，提出治病处方应以调气为要，气调则脏腑大安，气固有形则不至于脏腑失守而失精伤精，经所谓"（五脏）得守者生，失守者亡"。经云"阴虚则无气"，阴精充足了，气化生就有源泉，而脾胃为气机升降的枢纽，故调气首重脾胃，此为调气和卫法的关键所在。而通过滋养脾胃阴精，调理脾胃气机，使润燥相因，升降有司，脾得健，卫则和，脾为卫外，卫气冲和则冷自除。阴虚极，致阴无以维阳而出现一派火热之象，治当和营血以透火热。

营卫是养神之根，因营卫源自水谷，复化为血气，滋养温煦脏腑百骸，故营卫调和，阴血濡养，阳气布展，机体始得温煦。怕冷、发热之症正是由于脾肾精亏，营卫失和，只要抓住这一病机，通过滋养阴精的方法，以调气和卫或和营透热，就能化繁为简。

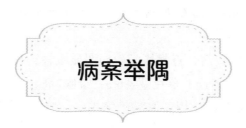

病案举隅

（一）脾胃病医案

1.胃痞

气滞湿阻胃痞

患者杨某，男，54岁，农民。2012年8月25日初诊。

自诉9年前因家庭变故思虑较多而出现上腹部胀满不适，时隐痛，嘈杂嗳气，食后胀满，进食减少，口干口苦。经服用泮托拉唑肠溶片等抑酸剂后，偶有好转，时有复发，近期发现夜间发作，疼痛加剧，夜寐不佳，纳食不香，近一月体重下降3 kg，为求系统诊治，故来诊。刻下症见：上腹胀满不适，食后及夜间加重，伴胃脘隐痛，痛及两胁，时有嗳气，口干口苦，纳寐不佳，大便溏烂，日解2次，小便调。查其舌淡红，苔白厚稍黄腻，脉细弦。

此症表现为一派气滞湿阻之象，由肝失疏泄，肝郁乘脾，致肝脾不调、气机郁滞，气滞则湿阻，中焦气机升降失序，于是脘腹胀满疼痛。肝木乘土，木失调达则中土不疏，致胃脘隐痛，痛及两胁；脾失升清而胃失和降，致使口干口苦、大便溏烂。治宜疏肝健脾、行气化湿为法，遂拟柴胡疏肝散加减7剂治之。

处方：柴胡10 g、白芍15 g、陈皮6 g、甘草6 g、砂仁6 g（后下）、厚朴10 g、川芎10 g、枳壳10 g、醋香附子15 g、土茯苓20 g、葛根15 g、木香10 g（后下）、扁豆花15 g。

9月2日复诊：服药7剂，胃脘胀满隐痛明显减轻，食欲改善，仍有嗳气不舒。舌脉同上。上方加黄连、草豆蔻各6 g，继服7剂。

9月9日三诊：服药后，胃脘胀满隐痛消失，嗳气明显减轻，纳食增加，大便成形，日行1次，舌淡红，苔白腻，脉细弦。上方继服10剂。

9月19日四诊：服药后，诸症均缓解，但感口干，舌淡红，苔薄略黄干。上方去黄连、草豆蔻、香附子，加白术15 g、玉竹15 g，嘱其再服10剂，其病终获痊愈。

按语：治疗慢性脾胃病要重视调理肝脾和调理肝胃，因为木土是相克的关系，木旺克土，木不疏土就会造成土气壅滞，不能生化气血以养五脏。本病发于情志失和，肝气不疏，肝木乘土，致中焦气机失调，久之气滞湿阻，湿邪内生。尊《内经》"木郁达之"之旨，治以疏肝行气之法，故方选柴胡疏肝以健脾，佐以砂仁、木香醒脾畅中，行气化湿；葛根、厚朴升清降浊以除痞满；扁豆花健脾胃、升清阳，土茯苓健脾胃、渗湿浊，二药合用，升清渗下，旨在恢复中焦气机升降，所谓气行则湿化。二诊加黄连清热燥湿，又以草豆蔻温中行气以防黄连苦寒伤胃。李桂贤治疗重视"调气和中"，重视脾胃用药平和为正，四诊之时，脾胃渐趋安和，气机得舒，湿热得化，去黄连之苦寒、豆蔻香附子之温燥，加玉竹滋胃生津，濡润中土，以防祛湿伤津之过；终取白术平和中正、健脾护胃之功，脾胃健运，痞满自除。

阳虚饮停胃痞

患者邹某某，女，40岁，干部。2014年7月6日初诊。

自诉5年前在无明显诱因下出现上腹部胀闷，伴嗳气不舒，大便溏烂，日解3～4次，期间多次于门诊就诊。门诊查胃镜示：慢性浅表性胃窦炎伴糜烂，中药配合西药治疗（具体不详），效果一般。近日因贪食冷饮后症状复发，遂来就诊。刻下症见：上腹部胀闷，尤在进食凉物或天气变冷时加重，喜温喜按，肠鸣辘辘，四肢倦怠，乏力纳差，夜寐不安，口泛清水，手足不温，大便溏烂，日解1～2次，小便调。查其形体胖，面色白，舌质淡，有齿痕，苔白滑，脉沉细。

此证表现为一派阳虚饮停之象，因盛夏之际，阳气浮越于外，脾阳易虚，又患者贪食冷饮，寒邪直中脏腑致脾胃伤冷，中阳更虚，阳不化气则水饮内停，水走肠间则肠鸣辘辘，饮逆于上则口泛清水；脾阳虚弱，胃虚不和，中焦虚乏则气机失其升降斡旋，胃气滞则腹部胀闷，脾阳虚则四肢不温；阳虚饮停，湿浊内生，湿盛则濡泄，遂致大便溏烂。治宜温中健脾、和胃化饮为法，遂拟方胃苓汤加减7剂治之。

处方：炒白术15 g、土茯苓25 g、猪苓15 g、苍术10 g、厚朴10 g、陈皮6 g、桂枝10 g、党参20 g、木香5 g（后下）、砂仁（打）6 g、生姜15 g、高良姜10 g、大枣10 g、甘草6 g。

7月13日复诊：服药7剂，诸症好转，上腹部胀闷感大减，口泛清水较前减轻，肠鸣音消失，大便成形。舌淡红，苔略白，脉细。效不更方，守上方7剂，每日1剂，水煎服，终获痊愈。嘱其注意饮食，忌口酸辣生冷之物。

按语：胃苓汤出自《丹溪心法》，由经方五苓散及时方平胃散相合而成，具温阳化饮之功，用于治疗胃痞、泄泻证属脾阳亏虚、水湿内停病均有良好疗效。本案患者上腹胀闷，口泛清水，肠鸣辘辘，四肢不温，舌淡苔白，脉象沉细，为中阳虚弱、阳虚水停、湿阻中焦之辨证要点，遂用温中健脾、和胃化饮之胃苓汤加减治疗，因泽泻甘寒泄热，恐伤脾阳，故于原方中舍之不用；以土茯苓易赤茯苓，增强淡渗利湿止泻之功；加党参温中健脾，木香合砂仁温中、化湿、行气、除满；加高良姜温胃散寒，《本草汇言》有载"高良姜，祛寒湿、温脾胃之要药也"，方中同生姜相须为用，入胃散寒，增强温中健脾、化饮除满之功。

阴虚内热胃痞

患者郭某某，女，69岁，退休。2015年12月1日初诊。

自诉3年前无明显诱因下出现胃脘灼热，干性食物吞咽困难，恶心欲吐，反酸嗳气，夜寐不安，偶有盗汗，易饥，早饱，大便干结，3日一解，小便尚调。期间反复寻求中医治疗，查知前医多是投以泻心汤类方、左金丸、益胃汤及小柴胡汤等常用方剂，疗效均欠佳。10天前症状加重，遂于门诊查电子胃镜示：胆汁反流性胃炎。为求系统诊治，遂慕名求诊，刻下症见：胃脘灼热，偶有瘙痒之感，口干口苦，舌头麻辣，上症均于入夜后加重，消谷善饥，夜寐不安，五心烦热，腰膝酸软，耳鸣频繁，大便干硬，2～4日一行，小便黄。查其两颧潮红，面有黑斑，舌质暗红，苔少而干，中有裂纹，苔根有滤泡，脉细数。

此证表现为一派脾肾阴虚、虚热内扰之象，因肾藏精为先天之本，脾胃主血之生化为后之本，精血同源，既可互相化生，先天与后天又可互相滋生。《黄帝内经》云"年四十而阴气自半"，本案患者年老体衰，阴气不足，肾阴亏损而无以滋养脾阴，终致脾肾两阴亏损，阴虚则内热，故见胃脘灼热、五心烦热；腰为肾之府，肾阴不足则骨髓不充，故腰膝酸软；脾阴亏损，不能为胃行其津液，津液不足上则无以濡养口耳之窍，下则无以滋润肠腑，故有大便干结难解、口干口苦、舌头麻辣、耳鸣等症。治宜滋阴分、清虚热为法，方选知柏地黄丸加减7剂治之。

处方：知母10 g、黄柏10 g、生地15 g、淮山30 g、女贞子15 g、墨旱莲15 g、泽泻15 g、茯神30 g、丹皮10 g、合欢皮15 g、石斛20 g、青蒿10 g、葛根15 g。

12月8日复诊，诉服药后诸症好转，胃脘灼热减轻，胃痒消失，偶有口干口苦，纳寐可，二便调。南宁地处岭南，多湿热为患，如滋阴太过恐助长湿气，现滋阴法已获收效，当中病即止。刻下症见：舌暗红，苔薄黄，脉细微弦，乃一派气郁内热之象，故亟须调气和中为法，兼以清透郁热，故处方调气和中汤加减7剂。

处方：丹皮10 g、白芍15 g、柴胡10 g、茯苓15 g、炒白术15 g、甘草6 g、木蝴蝶10 g、醋香附子15 g、海螵蛸10 g、青蒿10 g、甘草6 g。

12月15日三诊，诉服药后诸症好转，已无不适症状，欲求巩固以防复发。效不更方，遂守上方处以10剂善后。

按语：知柏地黄丸原为主治肝肾阴虚、虚火上炎之证，李桂贤认为方剂的证治要不离脏腑辨证但又要突破脏腑辨证的局限，要"有是证，用是方"，不可固执于"用方套病"的模式。本案病患因肾阴亏损累及脾阴，阴损日久致虚热内扰，故首当滋阴清热为法，方中知母、地黄大滋肾水合女贞子、墨旱莲、生地补肾滋阴，以滋先天；重用淮山、石斛补益脾阴，以补后天亦能固肾；泽泻利水通淋而补阴不足，滋阴而利湿，并能防滋补之腻；养精必先安神,故以茯神、合欢皮宁神以固精;古语"痒自风而来",外风郁袭肌肤则发痒,患者自觉胃脘瘙痒,无处抓搔者,乃虚火郁结不散,非为贼风作祟、郁热致痒者。所谓热微则痒,法当清透,故以丹皮、青蒿清虚热,并制淮山之温涩健脾,厚肠胃,使阴分得补,津液得充,加葛根升清以降浊,敷布津液于一身。

二诊患者阴亏之象已不明显,然仍有虚热,热郁于中,中气不舒,遂致气滞,法当调气和中,兼顾清透虚热为法。《素问·宝命全形论》曰"土得木而达",说明脾胃的正常运化离不开肝气的疏泄条达,故肝失疏泄极易影响脾胃升降,临床上因此常见肝郁脾虚、肝胃不和、肝郁脾虚等证型的发生;治宜疏肝健脾,通调气机为法。李桂贤尊"土得木而达"之旨,结合脾胃病患多与气机郁滞相关,故定一方名"调气和中汤",为李桂贤临证治疗脾胃病的常用效方,全方由柴胡、白芍、白术、茯苓、木蝴蝶、海螵蛸、甘草等药组成,功具疏肝健脾、理气和胃、调气和中。

2.胃脘痛

湿浊中阻胃脘痛

患者黄某,男,50岁,干部。2013年4月24日初诊。

自诉近6年反复出现胃脘隐痛,胀闷不适,伴反酸,无胃灼热,肢体困重,大便黏滞不爽,无血便,曾行胃镜检查示"十二指肠球部溃疡",肠镜未见异常,服用奥美拉唑、L-谷氨酰胺呱仑酸钠颗粒等药物后疼痛可减轻,但仍反复发作,不堪其苦。刻下症见:胃脘隐痛,胀闷不舒,时有反酸,口中黏腻,肢体困重,纳食欠佳,大便黏滞不爽,2～3日一行,舌淡红,苔白腻,脉滑。

患者胃脘隐痛,胀闷不舒,口黏,肢体困重,大便黏滞不爽,苔白腻,脉滑,均为湿邪中阻、胃失和降之表现。脾主四肢肌肉,湿性重浊,故见肢体困重。湿性黏滞,困阻中焦枢机不利,脾不升清胃不降浊故见反酸,口黏,纳呆,大便黏滞不爽等证四诊合参,该患者表现为湿邪中阻、胃失和降的证候特点。治疗当以化湿理气、健脾和胃为法,方选平胃散加减。

处方:苍术10 g、厚朴12 g、陈皮10 g、甘草6 g、木香10 g(后下)、砂仁6 g(后下)、香附子10 g、苏梗10 g、牛膝15 g、葛根20 g、神曲10 g、炒麦芽20 g、木蝴蝶10 g。7剂,水煎服,每日1剂。

二诊：服药后，胃脘隐痛胀闷不适减轻，纳食改善，仍口中黏腻，肢倦乏力，四肢困重，余同前。继守上方加茯苓15 g、炒薏苡仁15 g。7剂。

三诊：服药后，诸症消失，精神渐佳。继服7剂。

按语："脾胃为气机升降之枢纽""脾宜升则健，胃宜降则和"。在治疗中化湿要注意理气，气机流畅湿邪才易化除。李桂贤在脾胃病治疗过程中注重脾胃气机的升降协调平衡，在辨证的基础上，常加用苏梗和牛膝这一药对，苏梗升清，牛膝降浊，一升一降，气机协调和畅。

肝胃阴虚胃脘痛

患者王某，女，45岁，农民。2012年9月19日初诊。

患者5年来反复胃脘隐隐作痛，反酸，胃灼热，口苦，口干不欲饮，饥时尤甚，餐后缓解，但食后胀闷不适，嗳气则舒，神疲乏力，头晕耳鸣，夜寐欠安，大便干结，2～3日一行。曾多次中西医治疗，效果欠佳。刻下症见：胃脘隐痛，烧灼感，口干口苦，易饥，反酸，早饱，头晕乏力，夜寐不安，大便干结。舌质红，苔少，脉弦细。

四诊合参，本病当属肝胃阴虚之胃脘痛。胃喜润而恶燥，饮食失调或为药物所伤，病情日久，均可致胃阴不足。胃阴亏虚，则胃络失养，不荣则痛，故见胃脘隐痛。阴虚则易生内热，故可见胃灼热。胃失濡润，不能腐熟水谷，故见进食后胀闷不舒。阴津不足，肠道干涩，故大便干结难解。头晕耳鸣、夜寐不安、脉弦细为肝阴不足之表现。肝阴亏虚，肝体失养，则疏泄失常，肝气郁滞，横逆犯胃，故见口苦、反酸。治疗当以滋养肝阴、益胃和中为法，方选—贯煎加减。

处方：生地黄15 g、沙参15 g、枸杞子15 g、麦冬10 g、川楝子10 g、百合10 g、紫苏梗12 g、牛膝12 g、海螵蛸10 g、砂仁6 g（后下）、木香5 g（后下）、石斛10 g、合欢皮10 g、茯神20 g、首乌藤15 g、神曲10 g，7剂水煎服，日一剂。

二诊：服药后胃痛、胃胀、反酸、胃灼热减轻，但仍觉口干、食欲不振，偶嗳气不舒。舌脉同上。继服上方7剂。

三诊：疼痛、胃灼热消失，仍感食后胀满，返酸，仍食欲不振、口干。舌淡红，少苔，脉弦。上方去川楝子、木香，加佛手10 g、太子参15 g，服7剂。

四诊：疼痛缓解，胃灼热、反酸未复发，胃脘胀满明显减轻，嗳气减少，食欲改善，纳食增加，大便通畅，面色转润，体重增加2 kg。舌淡红，苔薄白，脉细。改用人参健脾丸继服2周而愈。

按语：既往胃脘痛中阴虚证多以胃阴不足为证型，李桂贤认为，由于患者胃痛日久，情志失调，多会伴有肝郁气滞，气郁化热，耗伤肝阴，而致肝胃阴虚兼见。肝体阴而用阳，临床遣方用药，需注意疏肝理气顾及阴液，过用香燥理气之品会使肝胃阴伤更甚。治疗当以滋养肝阴、益胃和中为法，常选用一贯煎加减，疏肝而不伤阴。佛手、香橼、合欢花等药均可选用，石斛养胃阴效果较佳。

寒热错杂胃脘痛

患者罗某某，男，39岁，2012年9月26日初诊。

自诉2月前因贪凉饮冷，出现上腹部疼痛，呈阵发性，常在餐后半小时发作，伴胃灼热、反酸、嘈杂嗳气，食后胀满，进食减少。经服用复方氢氧化铝、颠茄片症状减轻，故未认真诊治，间断服用上述药物，症状未能控制。近1月出现夜间发作，疼痛较重，不能安眠，食欲不佳，近1月体重下降3 kg，故来诊。刻下症见：上腹疼痛，餐后及夜间加重，胃脘胀满，伴嗳气，纳差，眠差，肠鸣腹泻，完谷不化，一日2～3行。舌淡胖，苔白厚腻，脉滑。

四诊合参，本病当属外受寒湿，内伤痰饮兼有中虚，寒热错杂之证候。治疗当以辛开苦降，寒热平调为法，方选半夏泻心汤加减。

处方：法半夏10 g、苍术10 g、厚朴10 g、陈皮10 g、石菖蒲10 g、山栀子6 g、高良姜6 g、炒香附子8 g、炒薏苡仁15 g、茯苓15 g、淡豆豉15 g、乌药15 g、炙甘草10 g，7剂，每日1剂，水煎服。

二诊：服药6剂，胃脘疼痛减轻，食欲改善，仍感胀满嘈杂，嗳气不舒。舌脉同上。上方加黄连、草豆蔻各6 g，继服6剂。

三诊：服后，疼痛发作减少，嘈杂胀满明显减轻，纳食增加，嗳气减少，舌淡红，苔白，脉细。上方继服12剂。

四诊：胃脘疼痛、嘈杂、胀满、嗳气、胃灼热诸症均缓解，进食香甜，但感口干。舌淡红，苔薄白、略干。上方去苍术、厚朴、法半夏、高良姜、炒香附子、山栀子、黄连、草豆蔻，加白术15 g、天花粉15 g、白扁豆10 g、玉竹10 g，继服6剂。

按语：脾为阴脏，喜燥恶湿，其阳易伤；胃为阳腑，喜润恶燥，其阴易损。阳伤则生寒，阴损则化热。饮食不节，过食寒凉，一则损伤脾阳，虚寒内生，二则湿浊内蕴，阻滞气机，郁久化热，造成脾胃失和，寒热错杂。本案患者寒湿之邪诱发，兼有寒湿中阻之象，有下痢清谷为中虚之征，上实下虚之象。首剂以辛开苦降为法，先重在祛邪，平胃二陈汤为底合半夏泻心汤之意，主散痰湿。6剂后寒痰湿邪渐去，二诊加用黄连苦降逆气，草豆蔻加强燥湿温中，行气消痞之力。至四诊，诸症好转，但有香燥久用伤阴之弊，见口干，故去原方中香燥温中行气等药，予健脾、滋养脾阴为法，继服完功。因此，治疗首先要在仔细诊察、准确辨证的基础上，权衡温中与清热、祛湿与护阴、补脾与和胃的关系，温阳注意清热，清热注意护阳，祛湿注意防燥。

3.呕吐

痰饮呕吐

患者卢某某，男，41岁，职工。2014年4月24日初诊。

诉1年前无诱因下开始出现呕吐清水痰涎，时有呃逆、反酸，伴周身困重，易疲乏、健忘，心烦头重，不思饮食，阳事不举，曾多方用药，未见明显好转。刻下症见：呕吐清水痰涎，伴呃逆、反酸，周身困重，纳差，寐可，二便调。察其舌淡胖，苔白腻，脉沉滑。近期曾查胃镜：慢性浅表性胃炎。

此证一派痰饮内停、水湿困阻之象，呕吐清水痰涎，呃逆、反酸，周身困重，易疲乏、健忘，不思饮食，阳事不举，纳食欠佳。舌淡胖，苔白腻，脉沉滑。盖因脾气虚弱，不能运化，药用健脾渗湿之药健脾，加用左金丸制酸，焦三仙、鸡内金健脾消食，治宜温化痰饮，和胃降逆。三仁汤合温胆汤加减，效果甚佳。

处方：杏仁10 g、白蔻仁10 g、生薏苡仁30 g、炒薏苡仁30 g、川朴15 g、清半夏10 g、通草6 g、茯苓30 g、白术20 g、青皮10 g、陈皮10 g、甘草6 g、枳实10 g、竹茹10 g、浙贝母15 g、乌贼骨15 g、黄连10 g、吴茱萸15 g、焦三仙10 g、鸡内金10 g、煅瓦楞子30 g、炒莱菔子15 g、菖蒲15 g、远志10 g、佩兰15 g、荆芥10 g。

5月6日复诊：服汤剂10剂，呕吐次数减少，大便稍成形，纳食改善。去青皮、枳实，继服30剂巩固。药后随访，未见复发。

按语：脾胃位于中焦，脾为胃行其津液，主运化水谷精微，胃主受纳、腐熟水谷。脾主升清，胃主降浊；脾气上升，津液得以四布，营养全身；胃气下降，食物得以下行，腑气通利。其气虚则中焦枢机不利，水湿不化，脾气不运，痰饮内停，胃气不降，则胸脘痞闷，呕吐清水痰涎。三仁汤主治湿温初起，湿重于热证，头身困重，苔白不渴，胸闷不饥为辨证要点。温胆汤有理气化痰、和胃利胆之效。患者呕吐清水痰涎，心烦头重，为痰饮上逆，胆郁痰扰之象。此案中气未虚，故以祛邪为主，不用补气，不用甘温大补之参类。李桂贤重用薏苡仁，生薏苡仁味甘，微寒，补正气，利肠胃，消水气，补肺清热祛风胜湿，为《神农本草经》之上品。炒薏苡仁性平和，健脾祛湿力更专，焦三仙、鸡内金、炒莱菔子共用，有保和丸中消食化滞、和胃降逆之意，方中乌贝散加瓦楞子有制酸止痛收敛重镇之功，左金丸有苦降辛开相反相成，降逆止呕，制酸止痛之效。通草甘寒淡渗，利膀胱水湿使邪有去路，清半夏、厚朴行气化湿。气畅湿行，三焦通畅，诸症自除。

4.呃逆

虚寒呃逆

患者罗某某，男，25岁。2013年3月20日初诊。

自诉于2001年冬始时感胃脘隐痛，按之自觉有包块，便秘，无腹胀，未予治疗。第二年，胃脘持续疼痛，嗳气吞酸，呃逆频繁，嗳气始舒。曾于当地西医院按慢性胃炎治疗数年，查胃镜检查结果为慢性浅表性胃炎。曾于广西医科大学附属第一医院诊为胃神经官能症，经中西医治疗，症状反复，迁延加剧。近1月来症状加重。刻下症见：呃逆，嗳气始舒，纳差，只能食稀粥流质，食入频频发呕，反酸，呕吐清涎，胃脘疼痛，遇寒加剧，大便先干后溏，3～4日一次，小便调。查其精神欠佳，面色不荣，形体消瘦，腹部诊察未见异常。舌质偏淡，苔白滑，脉沉。

此证表现为一派脾胃虚寒之象。脾阳不振，脾气必衰，运化无权，寒湿困阻，故见遇寒加重，气机不运，肠腑通降失司，便干溏不调。脾气不升胃气不降，故见呃逆不止，气机郁滞中焦，故嗳气始舒。运化无权，气机壅滞故胃脘疼痛，不能受纳，故纳差，只能进食少量流质。而因脾阳不能运化水湿痰浊，中焦脏腑内停水饮之邪，故见饮入频频发呕，泛吐清涎。精神欠佳，面色不荣，形体消瘦，舌质偏淡，苔白滑，脉沉。治宜温中健脾，行气化浊，和胃降逆为法，理中汤加减治之。

处方：党参20 g、干姜15 g、白术15 g、炙甘草6 g、茯苓20 g、砂仁6 g、白豆蔻10 g、法半夏15 g。

3月22日复诊：服上药3剂，呃气减少，腹痛缓解。继上方加公丁香10 g、吴茱萸6 g，暖肝行气止痛，再服5剂。

3月27日三诊：服药后，呃逆止，食欲增加，大便通畅，精神好转。守上方服5剂巩固，嘱忌生冷。

按语：此例寒呃，证属足太阴，乃中阳不振，寒湿内聚，阴寒与胃气相搏于中脘，以致上逆而呃。故不宜见气逆即投降逆平冲之品。今用理中汤加减以温中行气为主，兼有之寒痰水饮，予茯苓、法半夏、白豆蔻三味燥湿行气，温中止呕，除湿化浊而获效。

5.噎膈

肝胃不和噎膈

瞿某，男，58岁。2013年4月24日初诊。

自诉反复吞咽困难一月余。诉平素性情急躁，一月前因情绪激动后进食馒头时，突然感觉吞咽困难，以后哽噎症状逐渐加重，纳差。胃镜检查显示"反流性食管炎（轻度）"，钡餐造影未见异常。曾诊断为慢性胃炎，未行特殊治疗，今为求中医药治疗，故来诊。刻下症见：吞咽困难，进食时胸骨有异物感，胃脘胀满，嗳气，胸胁窜痛，满闷不舒，背部沉紧感，纳差，情志不舒时上症加重，寐差易醒，二便调。察其舌质红，苔薄黄，脉弦数。

此证为肝胃不和之象，由情志因素引起，肝失疏泄，肝郁乘脾，致肝脾不调、气机不畅，故见进食时胸骨后有异物感，胃脘胀满。气滞故见嗳气，胸胁窜痛，郁闷不舒，背部沉紧感。脾胃不和则纳差。情志不舒时上症加重为肝气郁结之征。寐差，精神欠佳为中焦不和，肝火上扰心神夜卧不安，精神不守之征。是由于患者平素性情急躁，肝木易伏相火，再因情志不舒诱发加重肝气郁结，横逆犯胃，肝胃不和而发本病。治疗当疏肝和胃降逆，遂拟柴胡郁金汤加减6剂。

处方：柴胡10 g、浙贝母10 g、旋覆花（包煎）10 g、栀子10 g、枳壳

15 g、白芍15 g、郁金15 g、合欢花15 g、茯神40 g、白术15 g、蒲公英15 g、甘草6 g。

4月29日复诊：服药5剂，胃脘胀满、嗳气不舒减轻。舌脉同上。继服上方6剂。

5月6日三诊：服后，吞咽困难轻微，仍胃脘稍胀满、嗳气不舒。舌脉同上。上方加牛膝、佛手、川楝子、炒三仙各10 g，服6剂。

5月13日四诊：吞咽困难和胃脘胀满消失，偶嗳气，食欲改善，纳食增加，大便通畅，面色转润。舌淡红，苔薄白，脉细。改用中成药人参健脾丸（人参、炒白术、茯苓、山药、陈皮、木香、砂仁、炙黄芪、当归、炒酸枣仁、制远志），每次2丸，每日2次继服2周而愈。

按语：调和脏腑气机是李桂贤治疗胃病的重要法则。由于肝胆疏利、气机条达是保持脾胃升降的重要条件，而且脾胃虚弱常伴随肝气郁滞和肝木克土，成为胃脘痛的常见病机，因此疏肝和胃，即疏利肝胆、调和气机、健脾和胃，也是治疗胃脘痛的重要方法。柴胡郁金汤中柴胡和解少阳，转运枢机，流通气机为君药；郁金行气化瘀，清心解郁，利胆退黄为臣药；旋覆花消痰下气，软坚行水，治胸中痰结，胁下胀满，咳喘，呃逆。浙贝母苦寒，清热散结化顽痰。虽然本症患者无咳嗽咳痰之主诉，但其胸骨后异物感，满闷不舒，背部沉紧感均为无形之痰困阻上焦之象。情绪急躁，嗳气，舌红苔薄黄为肝胃郁热之象，用栀子、蒲公英清其肝胃之郁热，合欢花、茯神为李桂贤喜用开郁除烦、养心安神、养血宁心、调神助眠之药。柴胡、枳壳若换枳实加白芍、甘草则为四逆散，此方为疏肝解郁、调和肝脾的经方。方中柴胡既可疏解肝郁，又可升清阳以使郁热外透，用为君药；芍药养血敛阴，与柴胡相配，一升一敛，使郁热透解而不伤阴，为臣药；佐以枳实行气散结，以增强疏畅气机之效；炙甘草缓急和中，又能调和诸药为使。

李桂贤为什么将枳实换为枳壳？现摘清代陈士铎《本草新编》相关论述以供读者参详。"枳实，本与枳壳同为一种，但枳实夏收，枳壳秋采。枳壳性缓而治高，高者主气，治在胸膈。枳实性速而治下，下者主血，治在心腹。故胸中痞，肺气结也，用枳壳于桔梗之中，使之升提而上消。心下痞，脾血积也，用枳实于白术之内，使之荡涤而下化。总之，二物俱有流通破结之功，倒壁推墙之用。凡有积滞壅塞、痰结痞痞，必须用之，俱须分在上、在下。上用枳壳缓治，下用枳实急治，断断无差也。"本证用枳壳不用枳实，足见其用药之巧。

6.痢疾

脾虚湿热痢疾

杨某某，女，33岁，2013年3月13日初诊。

自诉半月前无诱因下出现解黄褐色溏便，日解4～6次，伴黏液脓血便，里急后重，量少，时有腹痛，便后缓解，疲倦乏力，偶有恶心呕吐，无发热恶寒，纳少，厌油腻，嗜睡，小便尚调。近期电子肠镜检查显示：溃疡性结肠炎（全结肠，中度）。病理诊断：（全结肠）黏膜组织慢性炎（活动期），局灶区域见隐窝脓肿形成，以上病变不排除溃疡性结肠炎可能，请结合临床考虑。刻下症见：精神欠佳，神疲乏力，面色萎黄，全腹平软无压痛及跳痛。舌质淡，苔白腻，脉濡细。

此证表现为一派脾虚气滞、湿热内蕴之象。溃疡性结肠炎的根本病机为脾胃虚弱，肝气相对偏旺，肝木乘土虚而克之，导致脾胃气机失调，不能运化水谷，水谷不能化生精微，而成湿浊瘀毒，湿浊瘀毒内停又反过来阻碍气机的升降，发为本病。故治法上当立足于调理气机、扶正祛邪，治宜理气健脾，疏肝解郁，兼顾清热利湿、活血化瘀。

处方：柴胡10 g、白芍15 g、石菖蒲15 g、半夏10 g、太子参15 g、茯苓15 g、炒白术15 g、甘草6 g、白花蛇舌草20 g、马齿苋10 g、凤尾草20 g、木香6 g（后下）。

嘱其注意休息，避免疲劳，保持积极乐观的情绪，避免焦虑、抑郁等不良的精神刺激，饮食以易消化、富含营养、质柔软、热量足为原则选择食物，避免生冷、刺激及易引起过敏的食物。

3月18日复诊：服药5剂，患者自述大便较前稍成形，日解2～4次，时有黏液脓血便，无里急后重，腹痛较前稍缓解，疲倦乏力较前减轻，胃纳较前稍增加，仍稍厌油腻，小便调。舌淡胖，苔黄腻，脉细。二诊，方药守上方加减，去石菖蒲加藿香15 g，以达醒脾之效。

3月25日三诊：服药7剂，患者述大便成形，日解2次，伴黏液，无脓血便，无厌油腻，小便调；舌淡胖，苔腻，脉细。三诊方药守上方加减，去藿香、马齿苋加陈皮6 g、三七10 g以促进去瘀生新之效。

4月1日四诊：服药7剂后，述大便正常，无黏液脓血便，纳寐可，小便调；舌淡，苔稍腻，脉细。继续以加味柴芍六君子汤治疗1个月。1个月后患者复查肠镜显示"全结肠及直肠黏膜未见异常"，病情告愈。

按语：溃疡性结肠炎的治疗可用加减柴芍六君子汤化裁，方中柴胡为疏肝解郁之要药；白芍柔肝止痛，敛阴和营，二者配伍，一散一收，疏肝而不伤阴。陈皮、半夏能和胃理气，二者配伍能降逆和胃理气。太子参、炒白术合用能健脾益气，太子参性味甘，微苦，微温入心、脾、肺三经，补益脾肺，益气生津，为补益脾胃之要药，炒白术性味苦甘温入脾胃经，健脾益气燥湿；白花蛇舌草、凤尾草、马齿苋清热利湿止泻；三七活血祛瘀生新；茯苓甘淡，健脾渗湿；甘草调和诸药。石菖蒲，化湿开胃，开窍豁痰，醒神益智。诸药合用，共奏疏肝解郁、理气健脾、清热利湿、活血祛瘀之功。二诊时神疲嗜睡已减，改理气为主予快气和中祛湿之藿香，可见其随症加减之功力。

7.泄泻

肝郁乘脾泄泻

患者恶心欲吐，于当地医院就诊，胃镜检查结果为慢性浅表性胃窦炎，经治疗后症状缓解。然由情志不遂而反复不愈，遂求中医诊治。刻下症见：大便溏烂，日行4次，胃脘胀痛，痛及胁肋，泻后痛减，恶心欲吐，嗳气反酸，不欲饮食，情绪急躁，夜寐不安，小便调。查其舌略红，苔白厚微黄，脉弦细。

此证表现为一派肝郁脾虚之象，肝性喜条达，而恶抑郁，因患者情志不遂，波及肝木，肝失疏泄，木郁不达而致脾虚失运。土虚不能消谷，谷滞为积，水谷精华之气不能输化，清阳之气不升反下陷；又土虚不能治水，水湿下注肠腑，清气下陷，终致泄泻。然痛泻之证由土虚木乘，肝脾失调所致；肝郁作酸，气逆于上，故有反酸嗳气；脾胃失和则夜寐不安。治宜疏肝健脾、化湿止泻为法，遂拟调气和中汤合痛泻药方加味7剂治之。

处方：柴胡10 g、白芍15 g、炒白术15 g、茯神30 g、郁金15 g、炒麦芽20 g、砂仁6 g、木香5 g、海螵蛸10 g、陈皮6 g、防风10 g、甘草6 g、厚朴10 g。

2016年9月27日二诊：服药后，诸症好转，大便略稀，日解2次，胃痛消除，纳寐尚可，小便调。舌淡红，苔白，脉细。效不更方，守方继服7剂后，诸症痊愈。

按语：患者大便溏烂，胃脘胀痛，恶心欲吐，嗳气反酸，性情急躁，脉弦细，为一派肝郁乘脾之象。方选调气和中汤加减化裁以疏肝解郁，健脾止泻；加郁金疏肝解郁；砂仁、木香行气化湿，消胀止痛；炒麦芽消食开胃之中亦稍有疏肝之用；白芍、炒白术、防风、陈皮四药，又合痛泻要方之意，四药相合，可以补脾胜湿而止泻，柔肝理气而止痛，使脾健肝柔，痛泻自止；甘草健脾益气，调和诸药。诸药相配，共奏疏肝健脾、化湿止泻之功。

脾肾阳虚泄泻

患者杨某，女，64岁，农民。2017年8月12日初诊。

患者有糖尿病病史5年，经中西医治疗（具体不详），血糖基本稳定，3个月前无明显诱因下出现肠鸣腹泻，粪便如清水，伴有未消化的食物残渣，每日2～4次，肠鸣即泻，泻后则安，期间自服复合乳酸菌、蒙脱石散治疗，症状有所缓解，但大便仍不成形，自觉腹部冷感。昨日因外出饮食不洁，又食冰糕生冷而致腹泻加重，鹜溏便，日解6～8次，泻必腹部冷痛，泻后痛减。为求诊治，今晨遂来门诊。刻下症见：鹜溏便，日解6～8次，便下无臭味，粪水中夹杂未消化食物，伴肠鸣辘辘，腹部冷痛，喜温喜按，神疲肢冷，腰膝酸软，纳谷不香，夜寐欠佳，小便清长，夜尿3次。查其精神欠佳，面色苍白，形体消瘦。舌淡苔白，脉沉迟无力。

此证为一派脾肾阳虚之象，患者久泻3月，治以调节肠道菌群和固涩肠道为法，经治疗后症状虽有缓解，然固涩之药仅能治标塞流，不能治本。本案根本在于患者素体虚寒，又因伤食饮冷，加重内寒，中阳受损累及肾阳，终致脾肾阳虚。火不暖土，脾失健运，肠失固涩，以致大便鹜溏，腹泻不禁；火能消谷，而今少火虚衰，不能生发阳气，脾阳不升而水谷下趋，故肠鸣辘辘，粪水中夹有未消化之物；脾肾阳虚，阴寒内聚，则腹部冷痛、腰膝酸软；《素问·生气通天论》曰"阳气者，精则养神"，脾肾阳虚，火不消谷，无以化生水谷精微以充养形神，以致神疲倦怠、四肢不温。治以温肾暖脾，固涩止泻为法，拟方四神丸加减10剂治之。

处方：补骨脂15 g、吴茱萸6 g、肉豆蔻6 g、五倍子10 g、党参15 g、黄芪15 g、炒白术15 g、炮姜5 g、布渣叶15 g、金樱子15 g、煅牡蛎25 g（先煎）、木香5 g（后下）、甘草6 g。

8月22日复诊：服药10剂后，大便仍溏，但次数减为1日2次，肢倦、畏寒、食不味甘。舌淡红，苔白，脉沉。去肉豆蔻、吴茱萸，加升麻3 g、柴胡6 g，升举清阳。处方7剂。

8月29日三诊：服药7剂后，大便成形，食欲增加，精神好转，纳寐可，二便调。查其舌淡红，苔薄白，脉细。效不更方，处方10剂，巩固善后。

按语：此证初为糖尿病所致腹泻，初期由于燥热偏盛，阴津亏耗，而以阴虚为本，燥热为标。若病情发展，阴损及阳，肾阳虚衰，致使脾失温煦，运化失常，升降失调。本证所用上述药物，以四神丸温肾暖脾，其中五倍子味酸性寒，涩肠止泻之功强于五味子，故取而代之；再取党参、黄芪、白术补气健脾；炮姜温暖中宫以助脾阳之运化；金樱子合煅牡蛎以固精缩尿兼以涩肠止泻；加之甘温固涩之品易壅滞气机，故佐以木香调气醒脾、布渣叶消食导滞，共成疏通滞气之功；甘草益气和中，调和诸药，且合参、术、芪补中益气。全方标本兼治，脾肾兼顾，涩中寓通，补而不滞。二诊阳气渐足，脾肾阳虚之象已不明显，故去吴茱萸、肉豆蔻温燥之品。然久泻伤及元气，中焦元气虚羸，清阳下陷，故仍见大便稀烂之症，遂加升麻、柴胡升发清阳，使阳升阴降，清浊相分，泄泻自愈。

脾阴不足泄泻

患者林某某，男，61岁，退休。2017年6月3日初诊。

自诉5年来反复出现大便溏烂，日解4～5次，排便不爽，黏滞难行，伴脘腹部胀闷、食后加重，乏力、口咽干燥、消瘦、面色萎黄，既往行电子胃肠镜检查均未见异常，多年服用中西药治疗（具体不详），效果不佳。现为求诊治，遂来门诊。刻下症见：大便溏烂，夹有不消化食物，日解3～4次，黏腻不爽，肛门灼热，脘腹胀满，口燥咽干，不知饥饿，纳谷不香，夜寐不安，小便黄。查其舌质红，苔少而干，脉细数。

此证表现为一派脾阴不足之象，李桂贤认为脾脉原主和缓，结合患者症脉：不知饥饿，口燥咽干，舌质红，苔少而干，脉细数，已伤及脾阴。胃主受纳腐熟之功，食物的消化需要胃阳腐熟，然脾阴不足，津液亏虚，食物亦有不化之征，犹如锅中煮饭，锅底无火食物自然不熟，但若锅中无水食物亦会不熟，脾阴就如锅中之水，阴液充足，得阳温运，化生水谷精微，自能灌溉脏腑，所谓阳得阴助则生化无穷，因此食物之腐熟亦非仅靠胃阳之功。《先醒斋医学广笔记》指出"胃气弱则不能纳，脾阴亏则不能消"即是佐证。患者脾阴不足，法当滋养脾阴。方选资生丸加减7剂治之。

处方：太子参15 g、茯苓15 g、白扁豆15 g、薏苡仁20 g、莲子肉15 g、芡实15 g、白术15 g、淮山30 g、炒麦芽20 g、甘草10 g、砂仁6 g、桔梗6 g、藿香6 g、陈皮6 g、泽泻6 g、白豆蔻6 g、黄连3 g、广木香8 g（后下）、天花粉10 g、麦冬10 g、乌梅8 g。

6月10日复诊：服药后，大便每日2次，已成形，腹胀口干明显缓解，舌质已转淡红，少许薄白苔，但仍有乏力困倦感，原方加粳米30 g，继服用2周而愈。

按语：资生丸首载于明·缪仲淳《先醒斋医学广笔记》，原方由茯苓、白扁豆、薏苡仁、莲子肉、芡实、白术、淮山、桔梗等17味中药组成，方中以药用食物为君，补而不燥，滋而不腻，能生津化液又不碍脾运。众所周知，脾阳不足，脾失健运可致久泻，而脾阴虚所致的久泻，在临证时最容易被忽视。依据脾阴学说，脾阴虚主要指脾津的滋润濡养不足及营血的匮乏，若脾之阴液耗散不敛，脾气失助，脾失健运，清浊相混，合污而下则成久泻，反之，久泻不愈，阴津亏耗，脾阴亦枯。对于脾阴虚型久泻的治疗，应"用脾所宜，顺脾之性"，选用甘、平、淡之品，以甘淡育阴为要旨。

8.便秘

脾胃阳虚型便秘

患者刘某，女，63岁，2013年6月4日初诊。

患者诉2012年5月出现大便难解，排出困难，4～5日1次，时有腹中冷痛，四肢不温，喜热怕冷，曾多次口服中西药治疗，可暂时缓解，但反复发作，经人介绍前来就诊。现症：大便难解，排出困难，每4～5日1次，时有腹中冷痛，四肢不温，喜热怕冷，纳寐可，小便正常。舌淡，苔白，脉沉迟。

辨证：便秘——脾胃阳虚型。

治法：温阳通便。

主方：理中汤加减。

处方：干姜10 g、人参15 g、生白术35 g、火麻仁15 g、肉苁蓉15 g、当归15 g、肉桂5 g（后下）、枳实10 g、鹿角胶10 g（烊化）。15剂，水煎服。

复诊：症状好转，继服7剂痊愈。

按语：理中汤所治诸病皆由脾胃虚寒，升降失常所致。本方证治广泛，但总属脾胃阳虚。一则中焦失于温煦，症见脘腹疼痛，喜温喜按；二则运化失常，症见腹满食少；三则升降失常，症见呕吐下利；四则摄纳无权，症见阳虚失血，或病后喜唾涎沫等。本案虽为便秘，但证属脾胃阳虚，方因证治，故李桂贤选方理中汤化裁治之，亦是异病同治之理。方中干姜温中散寒，振奋脾阳，以助运化；肉苁蓉补阴助阳，润肠通便；火麻仁、当归养血润肠；肉桂、鹿角胶温阳散寒；枳实破气行滞；重用生白术以健脾益气，濡润肠腑；人参益气扶正，以助通便。上药合用，共成温阳散寒，润肠通便之剂，符合脾胃阳虚型便秘之发病机制。

气血两虚型便秘

患者武某，女，72岁，2014年4月17日初诊。

患者诉2013年1月出现大便秘结，3～5日1次，呈羊粪状，失眠多梦，期间未予治疗。现症：大便秘结，状如羊屎，3～5日1次，排便无力，无黏液脓血，失眠多梦，时有心悸，头晕眼花，乏力困倦，胃脘部胀闷不舒，纳可，小便正常。面色苍白，甲床色淡，舌质淡嫩，舌苔薄白，脉细弱。

辨证：便秘——气血两虚。

治法：补气养血，润燥通便。

主方：当归补血汤加味。

处方：生黄芪30 g、当归15 g、熟地15 g、鸡血藤15 g、桑椹子15 g、陈皮6 g、柏子仁15 g、白芍40 g、生白术30 g。10剂，水煎服。

二诊（4月28日）：患者诉排便难稍改善，日解2～3次，舌淡红，苔薄白，脉细。上方加火麻仁15 g，继服10剂。

三诊（5月12日）：患者诉诸症好转，大便成条，1～2日一行，睡眠佳。舌淡红，苔白，脉细。效不更方，继服7剂，巩固疗效。

按语：患者为老年女性，大便秘结不通，然饮食无碍，排便无力，乃是气虚不能推运燥屎之故；大便干结如羊粪，乃是血虚无津，不能濡润肠腑，而成燥屎，气血两虚，故不能推运而致便秘。此方纯是补气养血之药，方中黄芪、当归、鸡血藤补气生血；熟地填精益髓取以润肠之意；桑椹子养血生津、润肠通便；陈皮理气健脾，使诸补血之品补而不滞；柏子仁清心安神，润肠通便；白芍、生白术健脾养血，且二药质白多脂，合而重用亦有润肠通腑之功。全方治法但补气以生血，血足则大肠滋润；气足则大肠传导有力而大便通顺。

脾阴不足型便秘

患者丁某某，男，13岁，2014年5月8日初诊。

患者诉平素大便秘结，3～8日1次，常需通便药辅助排便，症状常反复。现症：大便干结，3～8日1次，口干唇裂，口干欲饮，饮不解渴，纳谷不香，腹痛腹胀，无黏液脓血便，常伴头痛，满脸痤疮，时有失眠，纳可，小便正常。舌质红，苔薄而少，苔中有剥苔，脉象细数。

辨证：便秘——脾阴不足。

治法：滋养脾阴，生津润肠。

主方：滋脾饮加减。

处方：山药15 g、麦冬8 g、知母6 g、白芍10 g、生白术10 g、莲子15 g、太子参10 g、生地10 g、升麻6 g。5剂，水煎服。

二诊（5月13日）：大便仍3～8天一行，已不需通便药，痤疮减少减淡。加当归8 g，15剂，水煎服。

三诊（5月28日）：患者诉诸症好转，大便2～3天一行。守方10剂，水煎服。

按语：李桂贤认为患儿大便干结，口干唇裂，纳谷不香，腹胀腹痛，乃是脾阴不足、虚火作祟。脾为太阴湿土之脏，虽喜燥恶湿，然而脾阴不足，虚火内生，火胜则燥，燥火相合内干脾脏，则脾之津液愈亏，致使不能为胃肠行津液，大肠无津液之润，终必大便干结难解。滋脾饮乃是李桂贤临证经验方，全方由山药、麦冬、知母、白芍、生白术、莲子、太子参等药组成，为滋养脾阴之效验方。方中山药汁多质濡润，为滋养脾阴之要药；莲子甘平，甚益脾阴；太子参补气生津，健脾助运；知母、麦冬滋阴润燥，清热泻火；白芍、生白术健脾养阴；诸药合用，健脾益气，使脾土得养，则阴易生。案中以滋脾饮滋养脾阴，加以生地养阴生津，润肠通腑，又兼清泄虚热；少用升麻以升提脾气，阳升则阴降，则阴液而无干涩之虞，何患大便不通。二诊加用当归润肠通便，又当归苦温，为"血中气药"补血通经活络，以防大队滋阴之品太过寒凉遏阻气机。

气机郁滞型便秘

患者胡某某，女，34岁，2015年5月11日初诊。

患者诉于1个月前无明显诱因下出现大便干结，日行1次，量少，无便意感，脐腹胀满，期间未予治疗，症状未见减轻，遂来诊。现症：大便干结难解，1～2日一行，无便意感，脐腹胀满，郁郁寡欢，小便调，纳寐可。舌暗红，苔薄白，脉弦细。

辨证：便秘——气机郁滞。

治法：调气和中，下气通腑。

主方：调气和中汤合五磨饮子加减。

处方：柴胡10 g、茯苓15 g、白术30 g、白芍35 g、木蝴蝶10 g、苏梗10 g、怀牛膝15 g、木香5 g（后下）、火麻仁15 g（打）、醋香附子15 g、槟榔10 g、大腹皮15 g、厚朴10 g、枳实15 g（打），5剂，水煎服。

二诊（5月18日）：服药5剂，症状减轻，有便意，脐腹胀满减轻，但大便仍干结，日行1次，量少，口干。上方去大腹皮、槟榔，加天花粉15 g，7剂，水煎服。

三诊（5月27日）：上症均缓解，大便变软，脐腹胀满减轻，无其他不适。续服上方3剂。

按语：患者15日来均无便意感，郁郁寡欢，脐腹胀满，小便调，纳寐可。舌质暗红，舌苔薄白，脉象弦细。此证是由于情志不畅、气机郁结所致，治疗除用调气和中汤疏通气机外，兼以五磨饮子下气通腑，以解便意，还需辅以精神开导，调畅情志。

（二）其他疑难杂病医案

1.咳嗽

寒湿蕴肺咳嗽

患者黎某某，男，56岁，工人。2013年12月22日初诊。

自诉3月前在无明显诱因下出现咳嗽咳痰，痰色白难咯，伴周身困重，乏力，活动后明显加重，无发热恶寒，夜尿频，畏寒怕冷，腰膝酸软，纳寐差。3个月来咳嗽反复未愈，1天前外感寒邪咳嗽加剧。刻下症见：咳嗽咳痰，痰色白难咯，伴周身困重，乏力，纳寐差，二便调。察其舌质暗，苔黄厚腻，脉浮滑。

此证表现为一派寒湿蕴肺之象，由外感寒湿之邪停留于体内，阻碍肺气宣发，发为咳嗽咳痰，痰色白难咯，周身困重，风寒在表，当用辛温发散以解表，用桂枝为君药，解肌发表，散外感风寒，又用芍药为臣，益阴敛营。桂、芍相合，一治卫强，一治营弱，合则调和营卫，是相须为用。生姜辛温，既助桂枝解肌，又能暖胃止呕。大枣甘平，既能益气补中，又能滋脾生津。姜、枣相合，还可以升腾脾胃生发之气而调和营卫，所以并为佐药。治宜散寒祛湿止咳为法，遂拟桂枝汤合麻黄细辛附子汤加减治之。

处方：麻黄6 g、制附子10 g、细辛3 g、桂枝10 g、芍药30 g、炙草10 g、生姜3 g、大枣20 g、黄芪20 g、党参20 g、苍术15 g、白术60 g、川朴15 g、大腹皮15 g、枳实10 g、牛膝15 g、益母草20 g、薏苡仁30 g、皂角刺15 g、路路通15 g、仙茅10 g。中药3剂，水煎服，日1剂，分3次服用。

复诊（12月25日）：咳嗽减少，周身困重，乏力，舌质淡，苔黄，脉浮。嘱再服5剂，病愈。

按语：该方正如柯琴在《伤寒论附翼》中赞桂枝汤"为仲景群方之魁，乃滋阴和阳，调和营卫，解肌发汗之总方也"。加附子、细辛、麻黄属取伤寒之阳虚表证。酌加苍术、川朴、枳实、大腹皮等祛湿燥湿，益气以黄芪、党参、白术等药辨证施治。

2.哮病

寒饮郁肺哮病

患者陈某某，女，55岁，经商。2014年3月10初诊。

自诉20余年前无明显诱因下出现气喘胸闷，呼吸困难，诊断为支气管哮喘，曾于规范门诊及住院治疗，20年来反复发作。近3日因受寒后再次出现气喘，为求系统治疗，故来诊。刻下症见：气喘，呼吸困难，喉间哮鸣音，神疲乏力，身体困重不适，胸闷心悸，纳一般，寐差，小便尚调，大便溏烂，日解4～5次。查其舌质淡，苔薄白，脉沉涩。

此证表现为寒饮郁肺之象，患者脾肾阳虚，水气不运，水饮凌心，出现胸闷心悸，又值寒邪伤肺，肺失宣降则发为哮喘，肾虚不纳则发为呼吸困难，脾气虚弱，神疲乏力，脾主四肢，脾虚湿困则身体困重不适。治宜散寒宣肺、降逆化痰为法。遂拟射干麻黄汤加减。

处方：麻黄12 g、白术30 g、射干9 g、生姜12 g、细辛3 g、紫菀9 g、款冬花9 g、五味子10 g、大枣10 g、法半夏12 g、党参30 g、麦冬6 g。共服汤剂7剂，水煎服，每日1剂，分3次温服。

3月18日复诊：气喘、呼吸困难、神疲乏力、喉间哮鸣减轻，仍感觉肢冷，纳寐差。察其舌质淡，苔薄白，脉细。表证已除，改六君汤健脾化痰。

处方：党参30 g、白术30 g、法半夏12 g、陈皮6 g、茯神30 g、麦冬6 g、甘草6 g。共服汤剂7剂，水煎服，每日1剂，分2次温服。

3月26日三诊：患者无气喘呼吸困难，纳寐差改善，肢体冷，舌质淡，苔薄白，脉细。在上方基础上加补骨脂10 g，再进7剂。

按语：哮病病久必有虚象，取药不可忘其本质，其病位在肺，久之迁延脾肾，但患者近日受寒后再次发作加重，所以当兼顾表证，病机在寒饮郁肺，邪寒伏肺，外受风寒。如《景岳全书喘促门》说："扶正气者，须辨阴阳，阴虚者补其阴，阳虚者补其阳。攻邪气者，须分微甚，或散其风，或温其寒，或清其火。然发久者，气无不虚……若攻之太过，未有不致日甚而危者。"堪为哮病辨治的要领、临证应用的准则。故本次取射干麻黄汤为主方，方中麻黄宣肺散寒，射干开结消痰，并为君药；生姜散寒行水，法半夏降逆化饮，共为臣药，紫菀、款冬花温润除痰，下气止咳，五味子收敛耗散之肺气，均为佐药；

大枣益脾养胃，为使药。诸药相配，共奏宣肺散寒、降逆化痰之功。加用白术、党参、麦冬益气补阴。

3.不寐

痰热内扰不寐

患者李某，女，68岁，农民。2013年6月4日初诊。

自述半年来无明显诱因下出现入睡困难，睡后易醒并难以再次入睡，曾在门诊口服中西药治疗，症状未见好转，长期服用安眠药。刻下症见：入睡困难，每日睡眠时间3～4小时，心烦，痰多胸闷，偶有恶心欲吐，口苦，纳差，大便干，小便正常。舌质红，苔黄腻，脉滑数。

此证表现为痰热内扰之象，由脾失健运，积湿生痰，因痰生热，痰热扰心而不寐，症见心烦，痰多胸闷，偶有恶心欲吐。治宜清热化痰、安神和中为法，遂拟黄连温胆汤加减治之。

处方：黄连6 g、姜半夏10 g、陈皮10 g、甘草6 g、枳实15 g、竹茹20 g、生姜10 g、茯苓15 g、枣仁15 g、朱茯神6 g、五味子10 g、合欢花15 g。7剂，水煎内服，每日1剂。

6月11日复诊：入睡较前容易，睡眠时间稍延长，嘱其再服15剂，症状基本消失。

按语：不寐，《内经》称为"目不眠""不得眠""不得卧"，为各种原因导致神不守舍所引起的睡眠障碍性疾病，属心肾不交，选用天王补心丹治疗；对痰火导致的不寐，采用温胆汤加减。根据临证加减，疗效确切。其一，李桂贤认为不寐病主要和阴与阳、水与火、肾与心功能协调密切相关。其二，李桂贤认为正常精神情志活动是以气机调畅，气血平和为基本条件。其三，不寐总属阴阳失调，营卫不和，分虚实两种，虚者多由心脾两虚、心虚胆怯、心肾不交所致；实者多由痰火内扰、胃气不和、气滞血瘀所致。

心肾不交不寐

患者刘某，女，35岁，公务员。2014年1月4日初诊。

自述半年前在无明显诱因下出现夜不能眠，伴有多梦头痛，半年来反复在门诊口服中药及西药治疗，症状改善不明显，为求系统诊治，故来诊。刻下症见：夜不能眠，多梦，头痛，脱发，下肢冰冷，小腹冷痛得温痛减，无心慌胸闷，无头晕，纳少，二便调。舌质淡暗，苔黄腻，脉沉细。

此证表现为下焦虚寒，阴阳不调。病位主要在心，与肝脾肾有关，基本病机为阳衰阴盛，阴阳失交，一为阳虚不能守阴，一为阴盛阳衰更剧，心肾不交，故不能寐，肾精亏虚故脱发，下肢冰冷为肾阳亏虚之征，心神失养，故见多梦头痛。治宜温补下焦、调和阴阳为法，拟桂枝加龙骨牡蛎汤加减治之。

处方：桂枝10 g、炒白芍30 g、生姜3 g、大枣20 g、炙甘草10 g、生龙骨30 g、生牡蛎30 g、茯神30 g、龟板20 g、决明子20 g、红芪10 g、炒山药15 g、黄连4 g、炮姜10 g、肉苁蓉15 g、乌药15 g。5剂，水煎服，每日1剂，饭后温服。

1月9日复诊：症状改善明显，多梦，舌质淡暗，苔黄腻，脉沉细。嘱其再服10剂，其病终获痊愈。

按语：患者失眠多梦，小腹凉，下肢冰冷等症，均属下焦虚寒之象，取药当选趋下之药。舌淡暗，苔黄腻，脉沉细均属下焦虚寒、阴阳不调之象。方中桂枝温阳调和阴阳，白芍合大枣柔肝养血安眠，龙骨、牡蛎、龟板趋下之药补肾益精，适当选取安神之药，各药相互配合妙取药性。

4.胁痛

肝胆湿热胁痛

患者江某某，男，59岁，工人。2013年6月4日初诊。

自述半年前在无明显诱因下出现右侧胁肋疼痛，阵发性隐痛，伴有食欲下降，厌油腻，外院诊断为胆囊炎，曾予头孢及奥硝唑等药物治疗，半年来症状反复发作，为求进一步治疗，故来诊。刻下症见：右侧胁肋疼痛，阵发性隐痛，伴有食欲下降，厌油腻，腹胀，口干口苦，无身目尿黄，无发热，纳寐差，大便时烂，小便正常。查其舌质淡，苔白腻，脉弦滑。

此证表现为肝胃不和之象，治宜健脾和胃、疏利肝胆为法，遂拟柴芍六君子汤加减。

处方：人参15 g、炒白术15 g、茯苓15 g、陈皮10 g、姜半夏15 g、炙甘草6 g、柴胡15 g、炒白芍15 g、元胡10 g、川楝子15 g、枳壳10 g、木香6 g（后下）、百合10 g、夜交藤15 g。7剂。

6月12日复诊：胁肋疼痛好转。继服7剂痊愈。

按语：胆囊炎属于中医之胁痛范畴，在临床诊治中，以肝郁脾虚、肝胆不和为基本病机，历代名家无不重视健脾疏肝利胆，兼顾行气，柴芍六君子汤即为常用之经典方。李桂贤认为慢性胆囊炎的主要病机为肝郁气滞，进而导致脾虚、肝胆不和，故在柴芍六君子汤基础上加用行气之药木香、枳壳，突出行气解郁功能，通过临床观察，柴芍六君子汤合金铃子散加减疗效显著。元胡、川楝子、木香归脾、胃、肝、肺经，味辛、苦，性温，均为疏肝理气、散结止痛之要药。

5.黄疸

寒湿阻遏黄疸

患者吴某某，女，48岁，农民。2015年1月15日初诊。

自诉于10年前无明显诱因下出现身目尿黄，外院诊断为乙肝肝硬化失代偿期，规律服用恩替卡韦抗病毒治疗，10年来上症反复发作，休息不好时加重明显。近1个月全身乏力明显，为求系统治疗，故来就诊。症见：身目尿黄，全身乏力，口淡，无胸闷胸痛，无水肿，无呕血及解血便，大便溏烂，3日一行，纳寐可。查其神疲，精神欠佳，面色萎黄暗沉，身目黄染，舌质淡胖，舌苔润略白，脉沉。

中医诊断：黄疸。

证候诊断：寒湿阻遏。

治法：温中化湿，健脾和胃。

处方：茵陈术附汤加减。

茵陈10 g、炒白术15 g、制附子10 g（先煎）、桂枝尖10 g、香附子15 g、陈皮6 g、党参20 g、田基黄15 g、白芍15 g、鸡骨草15 g、川芎10 g、垂盆草15 g。7剂，每日1剂，水煎400 ml，分早晚2次温服。

复诊（1月22日）：患者身目尿黄依旧，全身乏力好转，大便难解，质硬，日解1次，舌脉同前。原方改白芍为20 g，加强通利大肠之力，上方继服7剂。

三诊（1月30日）：身目尿黄减轻，全身乏力不明显，大便变软，日解1次，小便黄。上方继服5剂。

四诊（2月5日）：身目尿黄褪去，余无明显不适。守上方继服7剂。同年6月电话随访，患者诉未再发。

按语：神疲、面色萎黄暗沉、脉沉是寒湿辨证要点之一。该患者辨证为阴黄，寒湿发黄，用制附子、桂枝尖等药后效果良好，证明诊断无误。

6.鼓胀

脾虚湿困鼓胀

患者：陈某，男，49岁，职工。2013年12月30日初诊。

自诉2年前在无明显诱因下出现腹部胀满，双下肢凹陷性水肿，伴神疲乏力，当地医院诊为乙肝肝硬化失代偿期。2年来未系统治疗，为求进一步治疗，故来诊。刻下症见：腹部胀满，腰痛，神疲乏力，双下肢凹陷性水肿，纳少，寐差，夜梦多，小便色黄，量少，夜尿较频，大便溏烂，日解5~6次。形体消瘦，面色萎黄，查其舌质淡胖，苔白滑，脉弦细。

此证由脾虚湿困所致。脾胃虚弱，纳运乏力，故饮食不化；水谷不化，清浊不分，故见泄泻；湿滞中焦，气机被阻，而见腹胀；脾失健运，则气血生化不足；肢体肌肤失于濡养，故四肢无力、形体消瘦、面色萎黄；舌质淡胖，苔白滑，脉弦细。皆为脾虚湿盛之象。治宜补益脾胃，兼以渗湿止泻，拟参苓白术散加减治之。

处方：党参30g、炒白术30g、茯苓30g、白扁豆30g、陈皮10g、炒淮山20g、莲子肉20g、炙甘草10g、砂仁10g、炒薏苡仁30g、防风10g、柴胡15g、白芍20g、生姜30g、芡实20g、鳖甲20g、青蒿15g、麦冬10g、枸杞子15g、五味子6g、炒内金15g、泽泻15g、泽兰15g。7剂，水煎服，每日1剂，分早晚2次服。

按语：鼓胀为肝病日久，肝脾肾功能失调，气滞、水停、血瘀于腹中所导致的以腹胀大如鼓、皮色苍黄、脉络暴露为主要临床表现的一种病证。本病在古医籍中又称单腹胀、臌、蜘蛛蛊等，为临床常见病。历代医家对本病的防治十分重视，把它列为"风、痨、鼓、膈"四大顽症之一，说明本病为临床重证，治疗上较为困难。本病患者虚证明显，当取参苓白术散健脾祛湿。方中党参、白术、茯苓益气健脾渗湿为君。配伍淮山、莲子肉助君药以健脾益气，兼能止泻；并用白扁豆、芡实、薏苡仁助白术、茯苓以健脾渗湿，均为臣药。更用砂仁醒脾和胃，行气化滞，是为佐药。综观全方，补中气，渗湿浊，行气滞，使脾气健运，湿邪得去，则诸症自除。

7.头痛

痰湿壅盛头痛

患者李某某，男，65岁，退休干部。2013年6月4日初诊。

自诉半年前在无明显诱因下出现头痛，呈持续性重着感，无头晕，无视物旋转，曾在外院住院治疗，症状改善不明显，为求中医治疗来诊。刻下症见：头痛，重着感，时有呕吐痰涎，无视物旋转，无四肢抽搐麻木，纳寐欠佳，二便调。查其舌质淡红，苔白腻，脉弦滑。

此证为痰湿壅盛所致。治宜祛湿化痰、通络止痛为法，自拟芎芷汤治之。

处方：荆芥10 g、防风10 g、川芎30 g、当归10 g、白芍30 g、生地黄10 g、羌活10 g、独活10 g、细辛10 g、藁本10 g、白芷10 g、蔓荆子10 g、防风10 g、甘草6 g、僵蚕10 g、姜半夏10 g、天麻10 g。7剂，每日1剂，水煎服，分早晚2次服。

复诊（6月12日）：头痛较前缓解。继服7剂痊愈。

按语：头痛一证首载于《内经》，在《素问·风论》中有"新沐中风，则为首风""风气循风府而上，则为脑风"，指出导致头痛发生的主要原因是外感和内伤。临床上，头痛证常反复发作，迁延难愈。若是痰瘀阻络、风痰上扰引起的头痛，则属肝风挟痰上扰清窍为多，因此在治疗上强调平肝息风与化痰活络并重。或因痰湿壅盛，化热生风，风火之邪郁于少阳，加之痰瘀阻遏头部经络，不通则痛。"久痛多瘀，久痛入络"及"头痛多由于痰"的理论，认为本病多与"瘀血"和"痰"有关，故治疗多用祛痰化瘀、通络止痛之品，痰浊困阻清阳、头眩晕不止者，则在上方的基础上加僵蚕、姜半夏、天麻等。

8.瘿病

肝郁气滞瘿病

患者王某某，女，30岁，公务员。2013年11月30日初诊。

自诉2年前检查发现"T3、T4升高"，诊断为甲状腺功能亢进症，服用甲巯咪唑治疗。经2年治疗，患者的甲状腺功能无异常，但心烦胸闷，易怒，下肢冰冷，为求中药调理，故来诊。刻下症见：心烦胸闷，下肢冰冷，小腹疼痛，月经提前2～3天，量正常，经前乳房胀痛，纳可，寐差，二便调。查其舌质淡红，苔薄白，脉沉弱。

此证为肝郁气滞所致。病机为肝胃不和，脾胃居于中焦，中焦受阻，土虚木克，气机郁滞则克脾犯胃，脾为后天之本，脾胃之气为一身之气的枢机，中气虚弱则枢转气机被郁，导致中焦脾胃之气升降失调，气血运行受阻出现肝胃不和的一系列症候。治宜疏肝解郁、健脾理气为法，拟柴胡疏肝散治之。

处方：柴胡15 g、白芍20 g、香附子10 g、郁金15 g、当归15 g、茯苓30 g、生白术20 g、生姜30 g、薄荷6 g、皂角刺15 g、路路通15 g、王不留行15 g、浙贝母20 g、夏枯草15 g、刘寄奴30 g、威灵仙3 g、川芎15 g、赤芍15 g、丹皮15 g、鸡血藤20 g、白芥子10 g、生地15 g。6剂，每日1剂，水煎服，分早晚2次服用。

12月5日复诊，症状改善，继服7剂痊愈。

按语：柴胡疏肝散出自《医学统旨》，为疏肝理气之代表方剂。功能疏肝解郁，行气止痛，主治肝气郁滞证：胁肋疼痛，或寒热往来，嗳气太息，脘腹胀满，脉弦。治疗上本标结合，疏肝理气，畅通气机，调理脾胃使之脾胃功能恢复。方中白芍养肝敛阴，柔肝散结，与柴胡相伍一散一收，助柴胡疏肝，相反相成共为主药；香附子、郁金、薄荷理气行气，且有助于消除抑郁等症。加生白术、茯苓、当归益气活血；皂角刺、夏枯草、路路通等药宽胸理气，散结消肿；诸药合用辛以散结，苦以降通，气滞郁结方可解除。脾胃之气为一身之气的枢机，中气虚弱则枢转气机被郁，导致中焦脾胃之气升降失调，气血运行受阻出现肝胃不和的一系列症候。使用柴胡疏肝散治疗，疗效确切。

9.淋证

脾肾两虚淋证

患者王某某，女，57岁。2014年4月10日初诊。

自诉10天前出现尿频、尿急，无尿痛，时伴腰痛，外院诊断为尿路感染，曾服用抗生素治疗7日（具体不详），症状未见改善。刻下症见：尿频、尿急，无尿痛，胸闷气短，无胸痛，无发热，无腹痛等不适，失眠多梦，纳可，大便正常。查其舌质暗淡胖嫩，苔白滑腻，脉滑。

该病中医临床辨证为"淋证""癃证"。其病机关键在肾与膀胱经气运行失常，气化失司，水道不利，水液排泄障碍，表现为淋证、癃闭、遗尿及尿失禁等症状。治宜健脾益肾、利尿通淋为法，拟经验方如下治之。

处方：党参30 g、茯苓30 g、猪苓15 g、生白术20 g、桂枝6 g、滑石粉15 g、阿胶15 g、川牛膝15 g、益母草20 g、决明子20 g、苍术15 g、黄柏6 g、薏苡仁30 g、蒲公英15 g、地丁15 g、车前草15 g、鱼腥草20 g、柴胡15 g、黄芩6 g、五味子3 g、清半夏10 g、龟板20 g、茯神30 g、川芎15 g、红花10 g、干姜6 g、黄精30 g。10剂，每日1剂，水煎服，分3次温服。

二诊（4月21日）：尿频、尿急症状改善，寐可，时有腰膝酸软，去鱼腥草、红花、滑石粉，加杜仲、淫羊藿，继服10剂。

三诊（5月10日）：药后，诸症均缓解，嘱其再服7剂，其病愈。

按语：淋证是指小便频急，淋漓不尽，尿道涩痛，小腹拘急，痛引腰腹，为诸淋的征候特征，除此以外，各种淋证又有其不同的特殊表现。①热淋起病多急骤，或伴有发热，小便赤热，溲时灼痛。②石淋以小便排出砂石为主症，或排尿时突然中断，尿道窘迫疼痛，或腰腹绞痛难忍。③气淋小腹胀满较明显，小便艰涩疼痛，尿后余沥不尽。④血淋溺血而痛。⑤膏淋淋证而见小便浑浊如米泔水或滑腻如膏脂。⑥劳淋小便不甚赤涩，但淋漓不已，时作时止，遇劳即发。淋证病在膀胱和肾，且与肝脾有关。其病机主要是湿热蕴结下焦，导致膀胱气化不利。《金匮要略五脏风寒积聚病脉证并治》认为是"热在下焦"，《丹溪心法》说"淋有五，皆属乎热"。《景岳全书淋浊》则在叙述"淋之初病，则无不由乎热剧"的同时，提出"淋久不止"有"中气下陷"及"命门不固"的转变。临床实际验之，未必都是如此。实则清利，虚则补益，是治疗淋证的基本原则。

10.血证

中焦虚寒便血

张某某，男，58岁，门诊病例。

初诊（2013年1月21日）：患者自诉2010年开始反复右上腹部疼痛，伴胃灼热反酸，多在进食后2～3小时发作，每次持续1～2小时，少量进食可缓解，进食水果及冷饮后易诱发。多次行胃镜检查示：十二指肠球部溃疡。服雷尼替丁、硫糖铝、麦滋林等疼痛可减轻，2012年入秋以来因进食水果再次诱发，右上腹部疼痛，伴胃灼热反酸，夜间尤易发作，经服上述药物后，虽有好转，但食欲不佳，食后胀满，嗳气稍舒。3天前晨起突然出现黑便，如柏油样，每日1～2次，每次50～100 ml，伴稍心慌、虚汗、恶心，急来诊。查血常规：Hb100 g/L，大便常规示潜血强阳性。

现症：解柏油样烂便，腹胀，无上腹部疼痛，稍头晕、心慌、乏力、恶心，虚汗，纳差无味，小便调，寐欠佳。舌淡胖，苔薄根部略腻，脉细数。辩证为便血——中焦虚寒，气不摄血。治法宜温中健脾，益气止血。主方为理中汤加减。

处方：人参10 g（另煎）、炮姜炭10 g、当归10 g、炙黄芪15 g、炒白术15 g、茯苓15 g、仙鹤草15 g、白及15 g、白芍15 g、炙甘草6 g、三七粉3 g（冲）、4剂，水煎服。

二诊（2013年1月25日）：服药4剂，便血已止，大便转为黄褐色，成形质软，精神好转，胃脘痛减轻，腹胀缓解，纳食改善，舌淡，苔薄白，脉细弱。上方去人参、炮姜、仙鹤草，加党参15 g、陈皮10 g、炒三仙10 g、砂仁6 g，继服6剂。

三诊（2013年2月4日）：患者诉便血无复发，精神、体力改善，头晕、心慌缓解，查BP120/70 mmHg，Hb110 g/L，胃脘疼痛减轻，发作减少，胀闷怕凉均改善，纳食增加。舌淡红，苔薄白，脉细。上方继服6剂。

按语：胃及十二指肠球部溃疡合并出血，临床多表现胃呕血或黑便，属中医学"血证""便血"范畴。治疗此证止血虽为当务之急，但又当辨别寒热虚实，审因论治。据此患者情况，病久，反复发作，治疗则先在益气健脾、温中散寒、加强统摄的基础上，加用仙鹤草、白及、三七等止血药。同时，止血又当防留瘀，故加当归、白芍以和血养血，使血归其经。最后，血虽止而病未愈，患者仍有胃脘疼痛、胀闷乏力等症状，因此以益气健脾、温中和胃调养其"本虚"以克竟全功。

脾虚湿盛便血

钟某某，男，62岁，门诊病例。

初诊（2013年6月4日）：患者诉2013年4月底出现解黏液脓血便，腹痛，便后腹痛未见缓解，每日8～10次，里急后重，肛门灼热感，无发热恶寒。曾在外院住院治疗，电子肠镜检查显示结肠黏膜炎性改变，治疗效果欠佳，遂至门诊就诊。

现症：解黏液脓血便，每日8～10次，里急后重，肛门灼热感，肢倦乏力，无发热恶寒，纳寐欠佳，小便正常。舌质淡，苔薄白，脉细弱。辨证为便血——脾虚湿盛。治法宜健脾益气，渗湿止泻。主方为加味柴芍六君子汤。

处方：党参15 g、茯苓15 g、炒白术15 g、炒淮山30 g、炒扁豆30 g、陈皮10 g、薏苡仁30 g、炙甘草6 g、莲子肉15 g、炒薏苡仁30 g、砂仁6 g、桔梗10 g、黄连10 g、葛根15 g、陈皮15 g、乌梅10 g。7剂，水煎服。

二诊（2013年6月12日）：患者诉大便次数减少，每日3～4次。守方15剂，水煎服。

按语：溃疡性结肠炎属中医"泄泻""痢疾""便血"范畴，其病机主要是湿热浊邪蕴结肠腑，气血壅滞，肠络脂膜受损，化为脓血。湿热是病之根源，治疗颇为棘手，或愈而复发，病程缠绵。治病必求于本，在加味柴芍六君子汤中，党参、炒白术、茯苓、炒淮山、薏苡仁健脾祛湿；地榆炭、白头翁、秦皮、黄连、败酱草清热化湿、涩肠止泻；丹参、延胡索活血祛瘀止痛。上药配合，相须为用，共奏清热解毒、凉血止痢之功。以此为基础方，根据寒热虚实的偏盛灵活加减，标本兼顾，执简驭繁，药达病所，收到了较好的临床效果。

慢性溃疡性结肠炎是临床上的多发病，目前西医治疗易复发。李桂贤使用加味柴芍六君子汤加减对慢性溃疡性结肠炎的诊治和抗复发治疗均有显著疗效。加味柴芍六君子汤组成：党参30 g、炒白术20 g、茯苓30 g、炒山药20 g、扁豆20 g、莲子肉15 g、炒薏苡仁30 g、砂仁6 g、桔梗10 g、黄连10 g、葛根15 g、陈皮15 g、乌梅10 g。湿热偏重者加马齿苋30 g、白头翁20 g、蒲公英30 g；便血重者加牡丹皮10 g、地榆炭15 g、三七粉9 g（分3次冲服）；黏液多者、见血液者加地榆15 g或改白头翁汤；肝郁者加柴胡12 g、香附子15 g；腹痛较重者加延胡索10 g、木香15 g、炒白芍20 g；滑脱不禁者加罂粟壳3 g、赤石脂20 g；兼脾肾阳虚者加附子6 g、肉桂6 g。

11.消渴

气虚湿阻消渴

患者张某，女，2013年11日，初诊。

口干口渴1年余。患者1年前无诱因下出现口干口渴，大渴引饮，心烦易怒，口苦，时有失眠，记忆力减退，五心烦热，纳可，寐差，夜梦较多，小便多，大便干结，日一行。症见：口干口渴，心烦易怒，口苦，纳可，寐差，夜梦较多，小便多，大便干结，日一行。有2型糖尿病病史多年，服用二甲双胍控制血糖，血糖控制尚可。舌质淡暗，胖大，苔黄腻，脉滑。中医诊断为消渴，是气虚湿阻、水气不化之蓄水证。治法以益气健脾、化水利湿为法。

处方：茯苓30 g、猪苓20 g、桂枝15 g、白术30 g、苍术15 g、黄芩15 g、法半夏10 g、姜竹茹30 g、砂仁10 g（后下）、女贞子30 g、旱莲草30 g、生地15 g、山萸肉15 g、川芎15 g、丹皮10 g、甘草6 g、生山药20 g。5剂，水煎服，每日1剂，分早晚温服。

按语：本方在于利水祛湿，本病病位在脾胃，病机在肺脾肾。脾胃居于中焦，中焦气化不利，脾胃虚弱，化湿酿痰，脾为后天之本，脾胃之气为一身之气的枢机，中气虚弱则枢转气机被郁，导致中焦脾胃之气升降失调，水液欠运，出现水气不化的一系列症候。因此治疗必须求本，标本结合，故益气健脾，畅通气机，利水化湿。方中茯苓、猪苓益气健脾，利水化湿，一补一化，君臣相辅相和；白术、苍术补气燥湿，佐之以辅君臣之功；桂枝温阳以利水，黄芩清上焦湿热，竹茹、法半夏祛痰热，既有清湿阻郁热之功，又有敛汗以解口干之益。

12.内伤发热

阴虚阳亢内伤发热

患者张某，女，31岁，干部。2014年5月8日初诊。

患者2月前出现发热，体温波动为37～39.9℃，午后潮热，先恶寒后发热，小腹时有疼痛，口干欲饮，喜热饮，饮入即吐。刻下症见：发热，小腹时有疼痛，口干欲饮，喜热饮，饮入即吐，纳差，寐可，二便调。查其舌质淡嫩红，苔少，脉细数。

此证表现为一派阴虚阳亢之证，患者由阴精亏虚、阴不配阳、水不济火、阳气亢盛而发热。治宜养阴透热为法，方选青蒿鳖甲汤加减10剂治之。

处方：青蒿15 g、醋鳖甲20 g（先煎）、地骨皮10 g、知母10 g、丹皮10 g、太子参15 g、甘草6 g、陈皮6 g、竹茹10 g。

复诊（5月18日）：服药后，已无发热，时有口干欲饮，舌质淡红，苔薄白，脉细数。去地骨皮、丹皮，加石斛15 g。处方再服7剂，其病终获痊愈。

按语：内伤发热是指以内伤为病因、气血阴阳亏虚、脏腑功能失调为基本病机所导致的发热。一般起病较缓，病程较长，热势轻重不一，但以低热为多，或自觉发热而体温并不升高。《素问·调经论篇》曰："阳虚则外寒，阴虚则内热，阳盛则外热，阴盛则内寒。"内伤发热应与外感发热相鉴别。内伤发热的诊断要点已如上述。而外感发热表现的特点是起病较急，病程较短，发热的热度大多较高，发热的类型随病种的不同而有所差异，发热初期大多伴有恶寒，其恶寒得衣被而不减，常兼有头身疼痛、鼻塞、咳嗽、脉浮等症，由感受外邪、正邪相争所致，属实证者较多。现代医学中的功能性发热、肿瘤、血液病、结缔组织病、结核病、慢性感染性疾病、内分泌疾病及某些不明原因的发热，具有内伤发热特点的，可参考本证辨证施护。

内伤发热主要由气、血、水湿的瘀滞壅遏或气、血、阴、阳的亏损失调所导致，故在发热的同时，分别伴有气郁、血瘀、湿郁或气虚、血虚、阴虚、阳虚的症状。由肝经郁热、瘀血阻滞及内湿停聚所致者属实，其基本病机为气、血、水等郁结壅遏化热而引起发热。由中气不足、血虚失养、阴精亏虚及阳气虚衰所致者属虚，因气属阳的范畴，血属阴的范畴，此类发热均由阴阳失衡所导致。或为阴血不足，阴不配阳，水不济火，阳气亢盛而发热；或因阳气虚衰，阴火内生，阳气外浮而发热。

13.虚劳

肾虚湿热虚劳

秦某，男，50岁，农民。2014年10月27日初诊。

患者于15日前无明显诱因出现腰膝酸软，肢体困重，神疲乏力，夜寐不安，烦躁易怒，口干口苦，眼涩，肠鸣，纳差，二便调。现为求诊治，遂来门诊。刻下症见：腰膝酸软，肢体困重，神疲乏力，夜寐不安，烦躁易怒，口干口苦。查其精神欠佳，面色稍苍黄，舌质红，苔黄厚，脉象细弱。

此证表现为一派肾虚湿热之象。患者腰膝酸软，肢体困重，舌质红，苔黄厚，脉象弦细。属肝肾阴虚夹湿热下注，治疗时淡渗利湿不忘养阴护阴。方选知柏地黄丸加减7剂治之。

处方：知母10 g、黄柏15 g、熟地15 g、淮山15 g、党参10 g、枸杞子10 g、山茱萸15 g、泽泻15 g、茯神30 g、丹皮10 g、香附子15 g、葛根15 g、郁金10 g。

二诊（11月4日）：服药7剂，腰膝酸软，肢体困重减轻，精神食欲好转，仍夜寐不安，烦躁易怒，口干口苦，眼涩，肠鸣。舌脉同上。上方继服7剂。

三诊（11月11日）：服药后，腰膝酸软减轻，肢体困重减轻，纳寐可，二便调。舌暗红，苔白，脉细。上方去黄柏、郁金、葛根，加杜仲15 g，处方继服7剂。

按语：患者腰膝酸软，肢体困重，神疲乏力，夜寐不安，烦躁易怒，口干口苦，眼涩，肠鸣，纳差，舌质红，苔黄厚，脉象弦细，为一派肾虚湿热之象，治疗时淡渗利湿不忘养阴护阴，故方选知柏地黄丸加减。此方用之得宜，滋阴不助湿，祛湿不伤阴。湿热扰心致夜寐不安，可重用茯神代替茯苓，以加强安神之效，用量30~60 g。

14.腰痛

瘀血阻络腰痛

葛某某，女，30岁，个体户。2015年04月21日初诊。

患者于8日前劳动后出现腰部针刺痛，拒按，痛有定处，日轻夜重，起身、转侧不利，皮肤瘙痒，面色萎黄，纳差寐可，二便调。现为求诊治，遂来门诊。刻下症见：腰部针刺痛，痛有定处，日轻夜重，皮肤瘙痒。查其舌质瘀暗，舌根苔白腻，脉象涩。

此证表现为一派瘀血阻络之象。患者腰部针刺痛，拒按，痛有定处，日轻夜重，是瘀血内堵之征，当补气活血化瘀为法。

处方：赤芍15 g、川芎10 g、当归10 g、玄胡10 g、山楂15 g、桑枝15 g、丹参10 g、党参20 g、茯苓15 g、桑寄生15 g、黄芪30 g、升麻3 g、地肤子15 g。7剂，每日1剂，水煎400 ml，分早晚两次温服。

二诊（4月28日）：服药7剂，腰部疼痛减轻，仍皮肤瘙痒，食欲欠佳，舌脉同上。上方加荆芥5 g，继服7剂。

三诊（5月5日）：服药后，腰部疼痛减轻，皮肤瘙痒减轻，食欲增加。

上方继服6剂而愈。

按语：轻用风药轻清升散，配以地肤子利湿止痒。患者劳动后出现腰部针刺痛，拒按，痛有定处，日轻夜重，起身、转侧不利，皮肤瘙痒，面色萎黄，纳差寐可，二便尚调。是外有风邪，内有瘀血、湿邪，故予丹参、赤芍活血养血，茯苓健脾渗湿，山楂消食化滞，桑枝祛血中风热、利关节行水气，赤芍、当归、川芎、桑寄生共奏活血通络祛风止痛之功。劳倦所伤，转侧不利，舌脉虚涩之象，虽主要为养血活血，但气为血无气不行，故予大剂量黄芪佐以少量升麻补其元气。荆芥穗、升麻等轻清升散之风药可以疏透风热，解卫表之郁，配以地肤子利湿，可以化湿止痒。

15.口疮

阴虚内热口疮

赵某，男，26岁，教师。2014年2月6日初诊。

患者自诉1年前因学习紧张而出现口疮疼痛难忍，经治疗时好时加剧，近1周因休息不佳口疮疼痛再发并加重，遂来就诊。刻下症见：口疮疼痛难忍，舌头散在多个溃疡点，如黄豆大小、局部凹陷、色淡红，伴纳少胸脘不舒，口咽干燥，眠差多梦，口苦，大便2日1行，小便尚调。查其神清，精神不振，面色晦暗，舌绛苔少，脉虚弦。

此证表现为一派阴虚内热之象。本病原发于情志失和，肝气不疏，久之肝阴亏虚，血燥于内，津液不能上承而发为口疮。治宜养阴润燥，兼以清热敛疮为法，方选一贯煎加减6剂治之。

处方：北沙参、麦冬、当归、炒酸枣仁、金银花、焦三仙各15 g，枸杞子、生地、川楝子、木通、厚朴各9 g，连翘20 g，生甘草、白芷各6 g。

2月12日复诊：服药6剂，舌痛减轻，口咽干燥、口苦亦减，胸闷等明显减轻，仍寐差多梦。舌脉同上。效不更方，原方继服6剂。

2月18日三诊：舌已不痛，溃疡面已消失，胸胁及胃脘舒畅，睡眠安稳，大便正常，舌淡红、苔薄白、脉细。上方去酸枣仁、金银花、厚朴、三仙，加生白术10 g、山药15 g、增连翘量30 g，12剂，水煎服，并嘱其生活规律，忌辛辣之品。

按语：一贯煎治疗肝肾阴虚之证，方证表现为腰背酸痛，口干，视物昏花，神疲乏力，失寐，胁部时胀满，大便偏干，舌质淡红、苔少，脉弦细。只要中医辨证属于肝肾阴虚，不论何为主症均可以尝试予一贯煎加减治疗，均有很好的疗效。

肾虚阳浮口疮

黄某，女，47岁，工人。2015年04月15日初诊。

患者于1年前无明显诱因出现口腔溃疡，怕冷，面色潮红，口干，曾服清热解毒中药治疗，效果不明显，1年来口腔溃疡反复发作，为求系统诊治，遂来门诊，刻下症见：口腔溃疡，面色潮红，口干，纳寐可，二便调。查其神清，精神欠佳，舌质淡红，舌苔润薄白，脉象沉细。

此证表现为一派肾虚阳浮之象。患者口腔溃疡，怕冷，面色潮红，脉沉细，是虚阳浮越在人体上部所致。治法当补肾固精，翕收元阳。

处方：吴茱萸150 g打粉，药粉醋调蜜和，临睡贴敷于两脚涌泉穴，第二日起床后除去。

复诊（4月28日）：治疗后，溃疡明显缩小，疼痛减轻，续予上方加生附片100 g打粉，药粉醋调蜜和，临睡贴敷于两脚涌泉穴，第二日起床后除去。药后口腔溃疡尽除，未见再发。

按语：患者就诊于1年前无明显诱因出现口腔溃疡，怕冷，面色潮红，口干，曾服清热解毒中药治疗，效果不明显，1年来口腔溃疡反复发作，舌质淡红，舌苔润薄白，脉象沉细，其口腔溃疡是虚阳上浮所致，治以吴茱萸和生附片都有引浮阳归元之效，有毒药外用可以减轻毒副作用，值得深入探讨。

16.痤疮

寒热错杂痤疮

李某，男，28岁，学生。2014年5月8日初诊。

患者2012年面部出现痤疮，大便黏滞不畅，时伴失眠多梦，五心烦热，心烦易怒，情绪急躁。为求系统诊治，遂来门诊。刻下症见：面部痤疮，大便黏滞不畅，心烦易怒，纳可，寐差，小便正常。查其舌尖边红，苔光剥，脉沉细。

此证表现为一派寒热错杂之象，兼有湿热内困之征。治当平调寒热、清利湿热为法，方选三仁汤合半夏泻心汤加减10剂治之。

处方：杏仁10 g、白蔻仁10 g（后下）、生薏苡仁30 g、川朴15 g、枳实10 g、干姜10 g、炙甘草6 g、党参30 g、黄连15 g、黄芩6 g、薄荷叶6 g（后下）、黄芪30 g、柴胡15 g、郁金10 g、白术30 g、阿胶10 g（烊化）、清半夏10 g。

5月18日复诊：面部痤疮减少，睡眠、情绪改善，去黄芪、柴胡、薄荷叶，继续服药20剂。痤疮明显好转，睡眠可，情绪佳。

按语：三仁汤源于《温病条辨》。处方为杏仁五钱、飞滑石六钱、白通草二钱、白蔻仁二钱、竹叶二钱、厚朴二钱、生薏苡仁六钱、半夏五钱。因内含杏仁、白蔻仁、生薏苡仁，故取名为"三仁汤"。方中杏仁宣利上焦肺气，气化则湿化；白蔻仁芳香化湿，行气，调中；生薏苡仁甘淡，渗利下焦湿热，健脾；三仁合用，能宣上、畅中、渗下而具清利湿热，宣畅三焦气机之功；滑石、竹叶、通草甘寒淡渗，利湿清热，为臣药；半夏、厚朴辛开苦降，化湿行气，散满消痞为佐药，药用辛开苦降，并以宣上、畅中、渗下为法，使湿热之邪从三焦分消，调畅三焦气机，体现了"分消走泄"法。

《温病条辨》曰："头痛恶寒，身重疼痛，舌白不渴，脉弦细而濡，面色淡黄，胸闷不饥，午后身热，状若阴虚，病难速已，名曰湿温。汗之则神昏耳聋，甚则目瞑不欲言，下之则洞泄，润之则病深不解，长夏深秋冬日同法，三仁汤主之。"患者寒湿热错杂兼肝郁，予三仁汤合用半夏泻心汤清利湿热、寒热平调。在两方基础上加薄荷、郁金、柴胡以疏肝解郁，黄芪、阿胶补气补血，白术健脾则气血化生有源。

17.梅核气

气滞津停梅核气

李某，女，50岁，退休工人。2013年6月4日初诊。

患者自诉半年前无明显诱因下出现咽部异物感，吐之不出，咽之不下，晨起及情绪激动时症状明显加重。曾在外院诊为慢性咽炎，治疗后症状反复，遂来诊。刻下症见：咽部异物感，时有胃脘部胀闷不适，咽干痒，无咽痛，无咳嗽，纳可寐差，大便时干时溏。查其神清，精神可，舌质淡红，苔薄白，脉弦滑。

此证表现为一派气滞津停之象。患者因肝郁气滞，气机失调，津液运行不畅，凝聚成痰。治当滋阴润燥、行气解郁为法，方选玄麦桔梗汤加减7剂治之。

处方：玄参10 g、麦冬15 g、桔梗10 g、岗梅根10 g、木蝴蝶10 g、甘草6 g、杏仁10 g、前胡10 g、沙参10 g、蝉蜕10 g、射干6 g、浙贝母15 g。

6月11日复诊：咽干痒症状改善明显，继续服用7剂后症状基本消失。

按语：梅核气是中医临床常见病证之一，是指咽喉部自觉有异物梗阻感，吐之不出，咽之不下，但不妨碍进食的一类疾病，现代医学多将本病称为咽部神经官能症、咽部异物感症。其病因是情志内伤，其病机主要为肝失疏泄、脾失健运、肺失所养及脏腑阴阳气血失调。其病理特点是气滞痰凝血瘀，因气为血帅，气行则血行，气滞则血瘀；气机失调，津液运行不畅，凝聚成痰。

玄麦桔梗汤治疗梅核气取得了良好的疗效。玄麦桔梗汤组成：玄参、麦冬、桔梗、射干、岗梅根、木蝴蝶、浙贝母、甘草。咳重者加杏仁，前胡；伴咽痒咽干加沙参、蝉蜕、山豆根。根据症状不同进行临证加减，疗效确切。

18.月经后期

气血两虚月经后期

患者张某，女，29岁，职员。2014年1月15日初诊。

患者自诉经期延后近半年余，时有月经量少，经色发紫，腰酸胀痛，纳寐欠佳，时多梦，四肢乏力，偶有痛经，伴两胁隐痛，乏力易困，四肢无力，大便调。现为求诊治，遂来门诊。症见：月经量少，经色发紫，腰酸胀痛，四肢乏力，偶有痛经，伴两胁隐痛，乏力易困，纳寐欠佳，时多梦，小便调，2日一解。查其舌质暗红，苔薄白，脉弦细。

此证表现为一派气血两虚之象。患者月经延后半年之久，证属气血两虚，病机关键是心血不足，脾气亏虚，脾虚生化受阻，则不生心血，其病位在心脾。故证见月经延后，经量减少，时有多梦，夜寐较差之症。治宜健脾养心、益气补血为法，方选归脾汤加减15剂治之。

处方：生黄芪30 g、党参20 g、生白术20 g、茯神30 g、炙甘草10 g、当归15 g、车前子15 g、熟地15 g、炒白芍15 g、枸杞子15 g、阿胶15 g（烊化）、巴戟天15 g、补骨脂15 g、肉苁蓉15 g、生龙骨30 g（先煎）、生牡蛎30 g（先煎）。

按语：患者月经延后半年之久，证属气血两虚，病机关键是心血不足，脾气亏虚。治宜健脾养心，益气补血。所以在方中首先配用了生黄芪、党参、生白术、当归、阿胶等补益气血药物。方中多用生血及补气之药，重在补气以生血，补气以行血；再者，女子月经多由肾主之，故多加用生龙骨、生牡蛎、补骨脂及肉苁蓉等药物。方中精妙之处在于此。

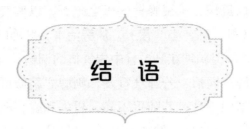

结 语

李桂贤在四十余载的医学生涯中，以她过人的才智、广博的学识、谦虚的态度，赢得了患者、学生、领导的称赞。她在中医学领域辛勤耕耘，不断提高医术，创新立论，提升超越自我，为振兴中国中医药事业做出了贡献。

其治疗溃疡性结肠炎，虚实相参，不离脾胃之本、浊毒之标，以气血为纲。人身为有机整体，五行之间生克制化，阴阳之间可互相转化，病理之间亦非孤立存在。病因病机错综复杂，倘若只执攻邪疏通片面之法，无异于抱薪救火；妄施补益，又易存闭门留寇，实其所实之痹。李桂贤告诫：临证之顷，把握基本原则，权衡先后缓急；证、病相合以辨，兼顾伴随症状而用药，必应圆机灵变，以平为期。

其治疗功能性便秘，主张辨证施治，立足大肠，遵内经"魄门亦为五脏使"之旨而兼顾五脏，多脏同调。如脾虚型便秘，大剂量用生白芍、生白术以调气健脾通便；胃肠实热者，用大黄、芒硝以清热泻腑通便；肝郁气滞者，用香附子、枳实以疏肝理气通腑；痰热壅肺、肺失宣降者，加用杏仁、瓜蒌仁以宣肺肃降通便；心气郁滞，闭塞不通者，选用柏子仁、益智仁以开心窍、润肠腑；肾阴虚者，重用天冬、生地以补肾滋阴通便；肾阳虚者，选用肉苁蓉、锁阳以温肾助阳通便；血虚肠燥者，选用桑椹子、当归以补血润肠通便；气虚失运者，可用黄芪、陈皮、党参以补气助力肠道传导之功。

其治疗胃食管反流病，重视脾胃气机之疏调，以调气和中为法，立足脾胃中土，兼顾四旁（肝、肺、心、肾），从旁治本，肝脾同调：人体气机的升降开合，虽传枢在脾，但调理在肝，且中焦气机的调畅，有赖于肝气的疏泄，治宜疏肝健脾。肺脾胃同治：若肺气宣发，则脾之精微可散布胸中，化生清气；肺气失宣，则清阳不升；若肺胃不降，胃失和降，浊阴上升，致升降失司，清浊相干，治宜宣肃肺气、健脾和胃。心脾同补：因久病虚弱，或思虑过度，劳倦太过，或饮食不节，损伤脾胃，导致心血耗伤，脾气亏虚，脾虚而不能为胃行其津液，津液内停，渐成痰饮，痰饮挟酸上泛而发本病，治宜补益心脾、化饮降逆。心肾相交：心在上，宜降；肾在下，宜升；脾胃居中，连贯上下，能协心阳潜降，助肾阴升腾，为升降之枢，中焦升降失序则心肾不交，心肾不交则反侮脾胃气机，治宜交通心肾。李桂贤云："在从旁治本当中，应辨别病证之寒热虚实，辅以清润消导、通补兼施为法，又应辨清病之阴阳，阳证治阴，阴证治阳。"《金匮要略》有言："四季脾旺不受邪。"李桂贤认为治疗胃食管反流病应重视顾护脾胃功能，在辨病辨证基础上，用药宜平和，升降宜有度。四季者各有主时之脏，四脏者，中土之旁也，四旁为末，中土为本，脏腑辨证，本末相参，而成肝胃失和、肝脾不调、肺胃气滞、心脾两虚、脾肾两虚等证候，证候之中不离脾胃两脏是为本，肝肾心肺是为旁，中病旁取，从旁治本皆不离中土。

其治疗胆汁反流性胃炎，以"和"法贯穿其中。《素问·调经论篇》曰："五脏之道，皆出于经隧，以行气血，血气不和百病乃变化而生。"脾胃乃气血生化之源，气血失和，百病则生，所以治疗疾病的关键在调其不和。胆汁反流性胃炎病变的发生，关键在于脾胃气机升降失司、清浊不分、运纳失常、肝胃失和、湿热内生、虚实夹杂等，单一辨治方法因不能同时兼顾其他复杂的病机，难以奏效，唯采用调气和中法，调和脏腑气血阴阳，升降并用，清化湿热，醒脾去浊，调气散火，引火下行，从而使脾胃之气血阴阳相和，使机体保持动态平衡。

其治疗功能性消化不良，通过抓住主症，辨证论治。叶天士有言："肝为起病之源，胃为传达之所。"肝主疏泄，食气入胃，全赖肝木之气以疏泄之而水谷乃化，而肝不能疏泄水谷而为中满之证，故治宜疏肝健脾、理脾行滞为法。《景岳全书·痞满》有云："凡有邪有滞而痞者，实痞也；无邪无滞而痞者，虚痞也。"临证之中，李桂贤发现功能性消化不良（即中医痞证）多虚实夹杂、寒热错杂兼而发病，故采用辛开苦降、寒热并调，或调气和中、理血补虚之法，发挥各脏的协调功能，从整体上治疗功能性消化不良，效果良好。

其治疗阴虚怕冷病证，必以滋养脾肾为本，调气和卫为要。物之生从于化，物之极由乎变，阴虚怕冷正是由五行生化及亢害承制中所求思而来，若医者不明则理法不彰，治法偏颇，见冷治冷，见热治热，则贻害无穷。李桂贤告诫：临证疑似之症需细辨，阴证似阳，清解必怠；阳证似阴，温寒必伤。于此之时，学者必察阴阳之故，气运经脉之微，鲜不误矣，临证处方又须审察毫厘，批导隙窥之中，乃可道术合一，其行远哉。

李桂贤的临证功夫，素为医家同辈所服膺。她善于透过复杂的病证表现审明主症，找到病之症结，立法处方，随证用药，切中病机。李老师善于继承前人经验，并结合自己的临床实践加以提升，在中医学术上颇有建树，在斟酌古今、融会贯通的基础上，敢于提出自己的见解和立论。她博采众长，继承发展，致力传承创新；融汇古今，辨证辨病，衷中参西，突出中医特色；治病立法，调气和中，临证用药，轻灵平和，立法用药亦如其为人谦逊平和，其治疗疾病疗效卓越，患者遍及广西区内外、港澳地区及东南亚国家。